実践 鍼灸美容学 第2版

王 財源 著

医歯薬出版株式会社

This book was originally published in Japanese
under the title of :

JISSEN SHINKYUBIYOGAKU
(Practical Acupuncture To Make You Healthy and Beautiful)

OH, Zaigen
Professor,
Kansai University of Health Sciences

© 2010　1st ed.
© 2019　2nd ed.
ISHIYAKU PUBLISHERS, INC.
7-10, Honkomagome 1 chome, Bunkyo-ku
Tokyo 113-8612, Japan

第2版　序文

　2010年に『中医学に基づく　実践　美容鍼灸』を上梓した．以来，すでに9年の歳月が経ち，令和元年に新たな改訂版を上梓することになった．当初，美容鍼灸の萌芽期には，本書も『美容鍼灸』と題したが，エステティックサロンで実施する手技とは異なるため，両者の棲み分けを行うために「鍼灸美容」と「美容鍼灸」の二極化をこころみた．

　日本の鍼灸は中国伝統医療文化を根幹に発展した東洋医学にある．その一つに鍼灸を用いた「美」と「容」の創出がある．したがって，鍼灸は東洋医学の一部であり，その底流には古代中国の哲学思想が滔々と流れている．このことは誰しもが知るところである．

　『黄帝内経』霊枢の始終篇には「知迎知随，気可令和」（迎を知り随を知ることで，気の法則を調えることができる）とある．つまり，自然界と共生するための基礎は，身体のエネルギーである「気」の法則性を知ることにある．それが，身体の体質改善につながり，健康長寿を保てるという．

　新元号が「令和」と名付けられスタートしたいま，再びよみがえる「気可令和」，自然界のエネルギーと人体の共生について再考すべき時であろう．先人の哲学観のなかには鍼灸学でも未だ解ききれない生命観が数多ある．

　本書は，『美容鍼灸』から『鍼灸美容学』と書名を変更し，東洋医学による鍼灸学を主軸とした，鍼灸を用いる「美」の創出書として改めて上梓する．

　おもしろいことに，インターネットで「鍼灸美容」を検索すると，「美容鍼灸」と検索するのとは異なり，「鍼灸美容」でヒットする件数は僅かである．それを利点として，伝統医療文化を基軸とした，よりアカデミックな「美」の創出に関する鍼灸美容学の成立を試みたい．

　もちろん，定量化した力学的な物理療法としての鍼刺激の研究も必要であろう．しかし，超高齢社会の現状を鑑みたとき，家電による刺激法は，鍼灸術の代用品として，より精密化され，今後も開発され続けていくことであろう．通販でも出回っている状態にあることから，鍼と他の施術器具との比較検証も必要であろう．社会に「鍼」の効果と安全性を示し，国民に還元できることは望ましい．よって，「美」の探求を二極化させ，此処の特徴や役割を果たすための「美」の研究を推進することが必要である．

　本書，改訂版では，まず古代典籍による民衆により受け継がれてきた「美」意識を述べ，そこにみえる哲学観の一部を論述した．また，東洋医学を用いた「美」の創出を求めるクライアントと施術者との結びつきについても言及した．

　次に，本治と標治の術式にふれた．気血を顔面局所の皮膚に与える限局的な施術法と，全身状態から体質改善を目的とした「美」の創出や，古代の九鍼に基づいて誕生した刺さない鍼を用いた，新しい術式「審美六鍼」と，その科学的な根拠にもとづいた「審美六鍼」の可能性について明らかにした．また，従来の灸術には存在しなかった，皮膚に瘢痕や火傷をのこさないヨモギ蒸し，あぶり灸法を用いた「湧泉燻蒸法」や「大椎燻蒸法」など，灸術では見られなかった新しい術式を図画で解説を加え，

一般の臨床家が容易に試みることができるようにした．

　また，類書として，中国哲学を基盤に上梓した拙著『美容と東洋医学』（静風社，2017 年）がある．随所に東洋思想，哲学を基盤にした人間美と健康美の原点について論考を加え，先人が追い求めた「美」について，詳しく論述させていただいた．本書と併用することで，より詳しく「美」の哲学理論を求める先生方の一助となるであろう．

　古代中国の哲学をみると，こころと身体の健康の要諦は自然界のエネルギーにある．本来，人間が保ちつづける「美」の原点には，他者を思い，みなぎる生命力で前進する，たくましく輝き続ける人間の生きかたがあり，そこにこそ「美」が蘇るように感じる．

令和元年 7 月

関西医療大学　王　財源

序　文

　近年，健康への関心が高まるとともに，癒し療法や美容への関心は社会的流行となる兆しをみせている．なかでもここ数年間，鍼灸美容は治療院のみではなく，鍼灸教育の世界にまでその裾野を広げてきている．単なるエステと異なり，鍼灸には中医学などを基礎とする東洋医学の理論がその背景にあり，さらに伝統医学を構成する哲学思想が存在していることが，その利点である．

　現代社会では，こういったエステ，アロマ，足裏マッサージなどのリラクゼーションにおいても，その考え方や技術的な特色も心身の健康に重点を置く傾向が強くなりつつある．しかし，一方ではそれらの学問について体系化された書籍はいまだ適当なものがない．

　そこで本書は，中医学にみられる美容について，中医学理論を用いて詳細に解説し，具体的に実践に結びつけることのできる書として作成した．

　その軸となるのは「こころと肉体と美容との結びつき」「東洋の哲学思想を基とした美容の探求」「健康に裏打ちされた美容」「美容を乱す因子を探る」を根幹とし，「具体的な対策と実践方法」を示す．特に現代人が抱えるこころの問題にも触れた．

　こころの問題はこれからの医療において注目されることは必須である．これらを踏まえて，本書では，病因論に目を凝らし，症状，病気と美容との関わりをも含める．一般的なエステ感覚の美容とは異なり，西洋に対する東洋の美容学として，初学者でも美容学を学べるとともに，さらに東洋医学にまで関心がもてるように執筆した．

　本書は5章からなる．伝統医学の基本概念を主軸にした“美”を基にして，幅広い読者層に活用できるようにした．なお，紙面の都合で，薬膳や漢方薬を用いた芳香療法には触れなかった．耳鍼などは成書が多く出版されているので，本書では特に取り扱っていない．また，内容の至らないところについては今後加筆，訂正を行いたい．

　2010年5月

関西医療大学　王　財源

目　　次

第 1 章　鍼灸美容学の基礎
内面より美しくするという考え方
内外合一説

1

Ⅰ．中医美容学の起源と歴史 ……………………………………………… *2*
　1)「美」を考える伝統医学の学と術 …………………………………… *3*
　2）装飾美容にはない人間本来の「美」 ……………………………… *4*
　3)「美」という文字 ……………………………………………………… *8*
　4）眉へのこだわりと美しさの追求 …………………………………… *9*
　　　(1) 肌の老化／9　　(2) 体形と体質／10
　5）古代の美顔膏 ………………………………………………………… *10*
　　　(1) 古典にみられる美顔法／11　　(2) 西太后の翠玉／11　　(3) 民間に伝
　　　わる美容法／11

Ⅱ．東洋思想と伝統医学 …………………………………………………… *12*
　1）東洋哲学と養生思想 ………………………………………………… *12*
　　　(1) 形・神・気の調和／12
　2）東洋医学における「美」「哲学」 …………………………………… *14*
　　　(1)「美しさ」の基準を考えてみよう／14　　(2) 蔵府の精気と体形／16
　3）伝統医学と"気"の思想 …………………………………………… *18*
　　　(1)"気"とは／18　　(2) 気の流れと健康／18　　(3) 丹田と気／18

第 2 章　病因を探る
外部環境や心理的要因も美容を乱す
誘発材料となるという考え方
病因学説

21

Ⅰ．病を引き起こす原因 …………………………………………………… *22*

Ⅱ．外因／外感：六淫 ……………………………………………………… *23*
　1）風：陽性 …………………………………………………………… *24*
　2）寒：陰性 …………………………………………………………… *25*
　3）湿：陰性 …………………………………………………………… *26*
　4）熱：陽性 …………………………………………………………… *27*

5）燥：陽性 ……………………………………………………………… *28*
6）火：陽性 ……………………………………………………………… *29*

Ⅲ．内因／内傷：七情 …………………………………………………… *30*
1）喜：気緩む ………………………………………………………… *31*
2）怒：気上がる ……………………………………………………… *31*
3）思：気結す ………………………………………………………… *32*
4）憂悲：気消える …………………………………………………… *32*
5）恐：気下がる ……………………………………………………… *32*
6）驚：気乱れる ……………………………………………………… *33*

Ⅳ．不内外因：肉体疲労／外傷 ……………………………………… *33*
1）飲食 ………………………………………………………………… *33*
2）労倦 ………………………………………………………………… *34*
3）外傷 ………………………………………………………………… *35*

第3章　伝統医学に基づく経絡の流注と　*37*
　　　　　気血津液
　　　経絡より蔵府に波及するという考え方
　　　経絡─蔵府説

Ⅰ．からだ全体で診る中医美容学 …………………………………… *38*
1）伝統医学に求められる鍼灸の美容 …………………………… *40*
2）美容と気血津液 …………………………………………………… *41*
3）美容に影響を与える因子 ……………………………………… *43*
　　（1）六淫／43　　（2）紫外線／45　　（3）精神・情緒・ストレス／45
4）十二皮部と美容 …………………………………………………… *47*
　　（1）体表は五蔵の鏡／47　　（2）経絡の流れと中国武術／48
5）乱れる気血津液 …………………………………………………… *49*
　　（1）人体の源泉──気血，津液，精／49　　（2）美容の原点──外柔・内剛
　　の調和／50　　（3）陶弘景の"気"と美容／51　　（4）『霊枢』にみる気血
　　津液，精の喪失／52
6）『霊枢』にみる気血の盛衰と体形・体色 …………………… *52*
7）『霊枢』にみる脈中の気血運行の法則（根・溜・注・入の法則）… *56*
8）感情を発露する表情筋 ………………………………………… *57*
9）全身の経絡より容貌美をみる ………………………………… *60*

Ⅱ. 全身の経絡と美容 ··· 61
　　1）肺／少血多気の経絡 ·· 62
　　2）大腸／多血多気の経絡 ·· 64
　　3）脾／少血多気の経絡 ·· 66
　　4）胃／多血多気の経絡 ·· 68
　　5）心／少血多気の経絡 ·· 70
　　6）小腸／多血少気の経絡 ·· 72
　　7）腎／少血多気の経絡 ·· 74
　　8）膀胱／多血少気の経絡 ·· 76
　　9）心包／多血少気の経絡 ·· 78
　　10）三焦／少血多気の経絡 ··· 80
　　11）胆／少血多気の経絡 ··· 82
　　12）肝／多血少気の経絡 ··· 84

第4章　刺鍼（灸）操作法　　　　　87
具体的な刺入操作の解説
得気・行気・守気

Ⅰ. 気血の補瀉法 ··· 88
　　1）候気法 ·· 89
　　2）催気法 ·· 89
　　3）守気法 ·· 91
　　4）行気法（運気法，引気法）··· 91

Ⅱ. 施術を行う際の基本原則··· 92
　　1）輪郭とシワ ·· 94
　　2）刺鍼によるシワ鍼·· 95
　　　　（1）シワ鍼のポイント　標治法（対症療法）を中心とした肌質美／97
　　　　（2）眼瞼周囲のシワ・たるみへの刺鍼／101
　　　　（3）左側目尻のシワに対する刺入方法／102
　　　　（4）右側目尻のシワに対する刺入方法／103
　　　　（5）ほうれい線への刺入方法／104
　　　　（6）口角部のシワに対する刺入方法／105
　　3）灸法·· 106
　　　　（1）湧泉燻蒸法／107
　　　　（2）大椎燻蒸法／109
　　　　（3）脈気温陽法／110

Ⅲ．皮膚の構造と働きを知る―表皮の解剖と生理 ………………… 111

1）肌には自律神経の活動を促すセンサーがある ………………… 111

（1）表皮の構造／111　（2）表皮ケラチノサイト（角化細胞）について／112

2）肌のキメ ……………………………………………………… 112

3）シワの形成 …………………………………………………… 113

4）表皮を守るバリア機能 ……………………………………… 114

5）肌を酸化させる活性酸素 …………………………………… 114

6）中国伝統医療文化にもある表皮の概念 …………………… 115

第5章　進化系接触鍼・審美六鍼　117
刺さない鍼の誕生

Ⅰ．鍼灸美容によみがえった人類の遺産 ……………………… 118

1）製鉄加工の発達は医療技術に影響した ………………… 118

2）現代に蘇る古代九鍼 ……………………………………… 119

3）ランガーラインと審美六鍼 ……………………………… 121

4）機械ではまねができない古代鍼の効果 ………………… 122

5）肌は気血を映し出す鏡である …………………………… 122

Ⅱ．現代科学からみた「審美六鍼」の効果 ………………… 123

（1）ストレスが多くの病気の原因なのでストレスからの脱却が大事／124

（2）鍼は皮膚に刺入するものとは限らない――接触鍼の存在／124

・員利鍼法　点刮術／127

・鍉鍼法　点刮術／128

・鍉鍼法　線刮術／129

・鈹鍼法　双手纏推顠法（面刮術）／130

・鈹鍼法　単手纏推顠法（面刮術）／131

・鋒鍼法　面刮術／133

・員鍼法　点線刮術／134

・鑱鍼法　面線刮術／135

第6章　養神と養形の経穴処方　　*137*
具体的な配穴法
養神と養形　心と容姿

Ⅰ．養神と養形の処方学 ………………………………………… *138*
1）若さと健康を保つ要穴 ………………………………… *138*
2）健康美の法則としての保精，益気，養血 ………………… *139*

Ⅱ．処方学の配穴と治療原則（教材別）……………………… *139*
(1) 益気穴／140　　(2) 温陽穴／140　　(3) 養血穴／141
(4) 滋陰穴／141　　(5) 安神穴／142　　(6) 行気穴／143
(7) 開鬱穴／144　　(8) 活血穴／145　　(9) 清涼血穴／146

美容の弁証分類一覧表 …………………………………………… *147*
参考文献 …………………………………………………………… *149*
索引 ………………………………………………………………… *151*

協力　モデル：井岡彩，王彩紅ほか
撮　影：王財源，本間威織

第1章
鍼灸美容学の基礎
内面より美しくするという考え方
内外合一説

本章で学ぶ内容

　美容における"内外合一"とは，体内の生理的な働きに生じた障害が，体表部を鏡として，肌膚表面上に現れる質的な変化である．その考え方の基礎はすでに『馬王堆医経』にみられる．ここではその起源と発展，そして中医基礎理論と美容学の結びつきについて学ぶ．こころと体，また，日常生活と体との関係についてふれる．

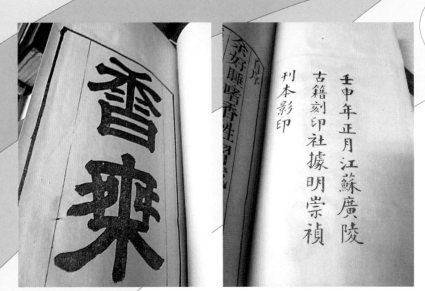

『香乗』周嘉冑（1582年-1658年）
明以前の香療文化の集大成（著者撮影）

Ⅰ. 中医美容学の起源と歴史

　悠久たる歴史のなかで築き上げられた中国伝統医学を基軸とした美容学は，中国古代の宮廷文化において昇華され，絢爛豪華な生活とともに培われてきた．その起源は楊貴妃，西施，王昭君，董妃，卓文君などの歴史に名高い中国の絶世の美女にみられる．彼女たちが美貌を保ち続けることができたのは，宮廷内部での華やかに優遇された衣食住がその要因の一つとして考えられる．しかし，それらの美容学の特色を語るにあたっては，その背景に歴代皇帝や皇后らの長寿を目的とした養生思想，「若返り」「不老」という内丹の修練による神仙思想にまで発展した経緯を含めて知る必要がある．

　美容学の起源は古い．美容が民間に普及したという記録が残っているのは，一般的には約2,000年前に溯ることができるといわれる．その歴史は，大きく分類すると，先秦期，秦漢三国期，魏晋南北朝期より隋唐代，宋金元明清代，現代とに分けられている．2,000年前の代表的な遺跡に，中国湖南省の馬王堆漢墓（紀元前2世紀半ば頃）がある．その発掘調査で，帛書や帛画のほかに，精密な装飾を施した化粧道具入れも出土した．これらの出土品は英国大英博物館に展示されている．また，そこにある漢代（2～3世紀）の漆塗りの化粧道具入れには，その内側に雲気紋が象嵌され，古代人の美に対するこだわりがみられる．

　美容に関しても，同じ馬王堆より出上した最古の医術書『五十二病方』に記述がある．

　「人の馬疣*1 を取り去る際に，イボの先端が大きく根本が小さくて…な場合には，夾…と白附子…を取る．これに縄をかけて固く縛り，…手結…，イボはなくなる．禁忌はない」とある．また，「馬には牝と牡がある．牡は皮膚がもり上がり，牝は穴がある」や，「火傷の痕が残った場合は，水銀二・男性の精液四・丹沙一の割合で，いっしょにまぜ，二，三日間，煙突のところに置いて，仕上がったらすぐに…囊而それをつける*2」とある．

　これが最も早い疣贅の除去を記した美容法といえる．また，『山海経』の「美人色」にはシワ取り専用の美容薬があったとある．秦漢三国期では多くのまとまった経典が著され，代表作ともいえる『黄帝内経』には，養生法，気血，津液，経絡，蔵象論，診断法，病因，病機，治療原則や治療方法の細部まで記述されている．後代における中医基礎理論の基盤を築いた時期でもあり，成熟期といえるであろう．

　＊1：小曽戸洋によると，馬とは，顔面にできる，面疔，化膿性尋常性挫瘡の類という．
　＊2：訳は小曽戸洋，長谷部英一，町泉寿郎：馬王堆出土文献訳注叢書・五十二病方．東方書店，2007に所載，原典は「疣 取敝蒲席若籍之弱 縄之 即燔其末 以久（灸）疣末 熱 即抜疣去之」（馬王堆漢墓帛書整理小組・編：五十二病方・馬王堆漢墓帛書．新華書店，1979に所載）．

1)「美」を考える伝統医学の学と術

　美しくきれいでありたい！　若さを長く保ち続けたい！　健康でいたい！　これらは古今東西を問わず，古代より女性が求め続けた永遠の課題である．近年，鍼灸，漢方，薬膳を生かした美容学が話題になり，中国ではもちろんのこと，香港やシンガポール，タイ，インドネシア，マレーシア，また，統合医療の1つとして注目されている．日本でも鍼灸臨床での需要が高まり，一部の教育機関では鍼灸美容を正規のカリキュラムに取り入れ，鍼灸美容学として授業が進められている．

　伝統医療文化を活かした美容学は決してここ数年間で作られたものではなく，古代中国からアジア周辺地域に発祥し，美しさを追求する宮廷内部の妃子（おきさき），妃嬪（身分の高い女官）や嬪娥（宮女）により，民間にまで広がった．

　「美」は芸術家のみの専売特許ではない．わたしたちが他者と共存するうえで，日常，もっともよく意識しているのが，「美」への関心であろう．

　「かっこよく」「美しく」なるということを誰もが意識している．ところが「美」意識には標準化されたものがない．はたして肌が衰えたことが「美」を失うことになるのだろうか．このあたりが議論の対象となろう．老化による肌の衰えはシワやほうれい線を取り除くだけで若くみえるものである．また，皮膚疾患を改善させたことにより，精神的にも元気を取り戻してきれいになる．若さを保てない，肌の潤いが失われ肌荒れが酷くなってきた等々，異なった生活環境によってさまざまである．肌がきれいになること，シワが消えること，肌がみずみずしいこと，それは個々の満足感や価値観により創られる．よって個々の「美」意識は異なっているのである．

　スイスの歴史学者であるヤーコプ・ブルクハルトは「人間の発見」のなかで，ルネサンスの真髄が，個々の人間，個性，自我の発見にあるという．

　文化の中から生じた文明は，文化を押しのけ，おおいかぶさり，いまや文化を埋没しようとする．産業と技術の構造によって，個性が，人間が，無視されるという[3].

　つまり，個々の個性の表現の仕方に「美」がその一つとして加えられているのではないだろうか．

　わたしたちの暮らしのなかには，日々，新しい出会いがあり，途絶えることのない人とのつながりがあり，他者を認識する．他者を認識することで，無意識的に持続可能な「美」を考える．その1つに若さをも保ち続けたいという「不老長生」への憧れがある．

　人と人との"ふれあい"で「美」への評価を他者に行い自己と比較する．その一部に美しさを創出するという肌の感覚がある．それが身体の表面の肌で受信され，その情報は脳に伝えられる．脳に伝えられたストレスは，脳下垂体から副腎皮質刺激ホルモンが放出され，副腎皮質を刺激してグルココルチコイドというホルモンを全身に分泌する．このように日常の生活環境の変化が，情動性ストレスにより内分泌系に変化を与える．

　また，こころの働きも情動に置き換えられて外部へと解放される．つまり，喜び，悲しみ，怒りなどの感情表現は，行動となり，わたしたちのしぐさ，振る舞いという行動に発露する．そして発露した感情がもっとも分かりやすいところが顔の表情である．いずれも人の内面的な精神活動が表情とな

---

*3：柴田治三郎責任篇集・訳『世界の名著45・ブルクハルト』中央公論社，1981年.

って外部に現れる．喜び，怒り，悲しみも意識という，こころの片隅にぽつんとある氷山の一角に過ぎないのであろう．

わたしたちは，一瞬の感情の変化を，常時，無意識層の世界で体験していることが少なくはない．その表現の取り出しかたは個々さまざまである．よって，感情のコントロールには限界を生じる．脳には情報という知識を取り入れる．後に，取り込んだ知識を生かすために，知恵を使ってわたしたちは生活をしている．

2）装飾美容にはない人間本来の「美」

「美しくなること」と「きれいにすること」とは同じだろうか．少し歴史を遡ってみたい．古代の中国をみると「美」はどのような概念で存在したのだろうか？

人類が作った甲骨文字（殷〈商〉代の遺跡から出土した古代文字）には「疣」「疥」「癬」などの文字がすでにつくられていた．この記載により肌の異常が古代より存在していたと考えられる．また，殷（紀元前17世紀頃～紀元前1046年）の紂王の頃には燕脂（生薬，キク科ベニバナ）を肌に塗布していた．さらに前述した中国長沙市の馬王堆漢墓から出土した古代中国の最古の医書と考えられる『五十二病方』のなかにも，皮膚をきれいにするために，お灸を用いてイボを取る方法が記されていた．

古代の中国における「美しくなる」という概念は，どうやら日本とは異なる．中国には「美」の術はなく，あったのは「藝」「工」と呼ばれるもので，指導者が学ぶべき「技」（才智）としている．それが「六藝」（礼・楽・射・御・書・数）とよばれるものである．これらを学んで「徳」や「仁」を精神に修めることが目的にある．よって，中国の「美」とは神聖なる価値，つまり，道徳的，精神的価値の向上に結びつけられていたのである[4]．

このように古来より「美」が哲学，医学，文学，芸術などの，幅広いジャンルに結び付いた独自の「美」の文化を形成し，人類の「美」の発展に貢献した．じつはその底辺には人格の形成が唱えられていたのである．古来，中国の人々は「仁」と「徳」を積み重ね，人格を輝かせるための修練が要求された．しかしながら「美」を定義づけるうえでは，どうしても個々の異なった価値観で解釈が行われているため，個人の満足度に応じて，「美」に対する満足感も違ってくる．

たとえば身体に対する「美」については，その概念が化粧装飾などによって引き出される「美」だけではなく，肌の若さや「しぐさ」や「動作」や「ふるまい」などもその「美」意識の範疇にいれることができる．よって，きれいな化粧装飾のみを加えたものだけを本来の「美」とはしない．また，仕事や勉学などの，一定の目標を成し遂げたときの満足感も，人を輝かせ，美しくさせる場合がある．

昔の中国では「美人」は，女性だけを修飾するよび名ではなかった．優れた人物に対する尊称名として，「美人」とよんでいたのである．

それら優れた人格の本質を示した実例が中国の古代文献にある．その例文をみたい．

---

*4：古田真一，山名伸生，木島史雄編著『中国の美術』昭和堂．

I．中医美容学の起源と歴史　　5

『荀子』非相編第五

　人の形状や顔色を占って，その吉凶・禍福を予知するといい，今，それを世俗の人はもて囃すが，古の人は問題にすることは心の当否を論ずるのに及ばないし，心の当否を論ずるのは道を学ぶ術法の適否を論じて吉凶を予知するに及ばない．

　外形は心に勝たず，心は学術に勝たず．学術が正しく，心が正順であれば，たとえ形相は醜悪であっても心術が善美であるから，君子であることは問題がない．

　反対に，形相は善美でも心術が醜悪であれば，小人とよぶ問題は無い．

　したがって，君子である姿を吉相といい，小人である姿を凶相という．

　顔の形や長短，大小は吉凶と無関係である[*5]．

　（相人之形狀顏色　而知其吉凶妖祥　世俗稱之　古之人無有也學者不道也　故相形不如論心　論心不如擇術　形不勝心　心不勝術　術正而心順　則形相雖惡而心術善　無害為君子也　形相雖善而心術惡　無害為小人也　君子之謂吉　小人之謂凶　故長短小大　善惡形相　非吉凶也）[*6]．

　ここに載る「心術」は人間内部の人格，人徳を指し，「形相」とは人間の外部の容貌を指している．したがって，荀子（紀元前264～221年）が説くのは，人の「美」と「醜」は人間の内なる本質によるもので，外貌でないという[*7]．

　また，一般的に言う装飾した美容のように，表面的な「美」意識についても古代中国の文献にも記されているので紹介したい．

『藝文類聚』巻十八

　美婦人

　秦から晋の間，美貌を形容するものを娥とよび，おくゆかしいありさまを嫙とし，容色の豊満好美のことを豔とし，心情の美しいことを窈とした．

　（秦晉之間　美貌謂之娥　美状為嫙　美色為豔　美心為窈）[*8]．

　この文は古代の装飾美容を述べたものである．古来，顔の風貌に美しさを与えるための蟒首蛾眉という前額部に装飾を施す顔面の装飾「美」があった（図1-1）．

　『詩経』にはどのような顔貌が「美人」としてみられていたのか紹介する．

　もっとも『詩経』では男性に対しても美人と呼んでいた習慣が示されている．

＊5：人の形狀，顔色を相して，其の吉凶・妖祥を知る．世俗之を稱するも，古の人有ること無きなり，學者道はざるなり．故に形を相するは，心を論ずるに如かず．心を論ずるは，術を擇ぶに如かず．形は心に勝たず．心は術に勝たず．術正しくして心順なれば，則ち形相惡しと雖も，心術善くして，君子たるに害無きなり．形相喜しと雖ども，心術惡しければ，小人たるに害無きなり．君子を之れ吉と謂ひ．小人を之れ凶と謂ふ．故に長短・小大，善惡・形相は，吉凶に非ざるなり．藤井専英著，新釈漢文大系第五巻『荀子』明治書院，1966年，121-123頁．

＊6：『諸子集成』巻二，中華書局香港分局，1978年，36-38頁．

＊7：武内義雄著『武内義雄全集』第七巻，諸子編二，角川書店，1979年，36-38頁．

＊8：秦晋の間，美貌之れを娥と謂ひ，美状を嫙と為し，美色を豔と為し，美心を窈と為す

　　唐の類書．欧陽詢撰，汪紹楹校，『藝文類聚』巻十八，上海古籍出版，1982年324頁．

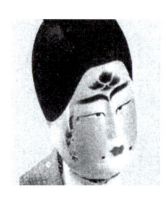

図 1-1　蟒首蛾眉
隋，唐代で出土したアスタナ（カザフスタンの首都）の墓にあった人形の前額部には，蟒首蛾眉が描かれていた．蛾眉は蛾の触覚の細く長い曲線の美しさが美女の眉にたとえられたという．また，頬には「斜紅」という頬紅が装飾美容技術の一つして古来より使用されていた．
（出典，陳高華，徐吉軍主編『中国装飾通史』寧波出版，2002 年）

『詩経』衛風　碩人[*9]
　その手は柔かき荑(つばな)の如く，膚は凝りし脂の如し，領(うなじ)は白き蝤蠐(すくもむし)・瓠(ふくべ)の子のような歯並びのよさ，広く整った額(ひたい)に蛾の眉毛，にこやかに笑う口もとの美しさ，美しい目もとのすずやかさ．

（手如柔荑　膚如凝脂　領如蝤蠐　齒如瓠犀　蟒首蛾眉　巧笑倩兮　美目盼兮）[*10]．

『詩経』に載る蛾眉については，唐の玄宗黃帝が画工に十眉図を作らせたという記録がある[*11]．

十眉図は鴛鴦眉，小山眉，五岳眉，三峰眉，垂珠眉，月稜眉，分梢眉，涵烟眉，払雲眉，倒暈眉の十種類の眉毛の形が描かれた．顔の「美」を創出するために，眉のスタイルにこだわりをもった当時の美女らの面影は，後に日本にも伝来したのである．

興味深いことに『医心方』にも，眉の脱け毛を治療して生やす方法が記されている．眉の厚薄が顔の美しさと連動していたのだ．また平安時代の美男や美女を描いた絵巻物をみても，眉の形に対して強いこだわりを持っていたことが描写されている．

『医心方』巻四「治眉脱令生方第十一」には，抜けた眉毛を生やす方法が記されている．おもしろいことに，「鉄汁」というものを含んだ処方薬が記され，現在でも生薬として扱われている「鉄落」と考えられる．「鉄落」は黒い色をしているので，それを溶かした液体で眉毛を染めて眉を多く見せた[*12]．

近世では明の胡文焕（1573～1620）がいる．彼は銭塘（浙江省）の人で，儒医学や音律に精通していた医学者である．後に胡文焕は漢方薬による装飾美容などを記載した『香奩潤色』を著した．これらは『寿養叢書』に収載され，日本にも伝わり，江戸抄本として日本国内でも幅広く知られた．

清代には徐震著『檀几叢書』がある．その中に記された「美人譜」（図 1-2）には，古来，美人が 26 人いたという．その美人の名を上げると，西子，毛嬙，夷光，李夫人，卓文君，班婕妤，王昭君，

[*9]：石川忠久著，新釈漢文大系第 110 巻，『詩経』（上）「碩人」明治書院．1997 年，159-160 頁．李学勤主編『十三経注疏・毛詩正義』北京大学出版社，1999 年，221-224 頁．
[*10]：手は柔かき荑(つばな)の如く，膚は凝りたる脂の如し，領(うなじ)は蝤蠐(すくもむし)の如く，歯は瓠犀(ふくべ)の如し．蟒首蛾眉，巧笑倩たり，美目盼たり．前掲．『詩経』（上）159-160 頁．
衛風篇には，衛の荘公夫人の美しさを称えた句である．「領は蝤蠐の如し」とあるが，元の朱公遷の註釈をみると，領は「領頸也」（『詩経疏義会通』）．また，清，朱鶴齡の註では蝤蠐は「蝎蟲也」（『詩経通義』）とある．首筋が木くい虫の背のように美しい様子をたとえたものである．
[*11]：十眉図とは，『楊慎外集』や『海録砕事』などによって十種類に区別されている．久下司著『日本化粧文化史の研究』ビューティビジネス，1993 年，618 頁．
[*12]：前掲．槙佐知子訳『医心方』巻四，美容編，筑摩書房，1997 年，89-94 頁．

Ⅰ．中医美容学の起源と歴史　　7

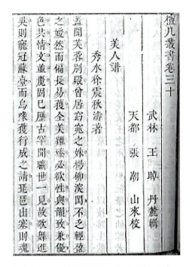

図1-2　『檀几叢書』巻三十，秀水徐震秋濤著「美人譜」1頁表（著者撮影）

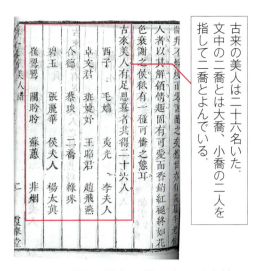

図1-3　『檀几叢書』巻三十，秀水徐震秋濤著「美人譜」には古来26人いた．（著者撮影）

古来の美人は二十六名いた．文中の二喬とは大喬，小喬の二人を指して二喬とよんでいる．

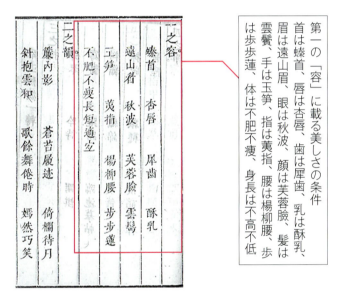

図1-4　『檀几叢書』巻三十，秀水徐震秋濤著「美人譜」3頁表（著者撮影）

第一の「容」に載る美しさの条件 首は蟒首、唇は杏唇、歯は犀歯、乳は酥乳、眉は遠山眉、眼は秋波、顔は芙蓉臉、髪は雲鬢、手は玉笋、指は葱指、腰は楊柳腰、歩は歩歩蓮、体は不肥不瘦、身長は不高不低

趙飛燕，合得，蔡琰，二喬（大喬，小喬），緑珠，碧玉，張麗華，候夫人，楊太眞，崔鶯鶯，關盼盼，蘇蕙，非烟，柳姫，霍小玉，貞娘，花蕊夫人，朱淑眞である（図1-3）[*13]．さらに『檀几叢書』に記された美人として備えるべき条件がある．容貌の美しさのみではなく，容，韻，技，事，居，候，飾，助，饌，趣の十種の品格と振る舞いをもつように厳しく定めている（図1-4）．

たとえば第一の「容」のグループをみると，首は蟒首，唇は杏唇，歯は犀歯，乳は酥乳，眉は遠山眉，眼は秋波，顔は芙蓉臉，髪は雲鬢，手は玉笋，指は葱指，腰は楊柳腰，歩（歩き方）は歩歩蓮，体（体格）は不肥不瘦，長（身長）は不高不低と，美人を定める条件が記載されている[*14]．

[*13]：『檀几叢書』巻三十，秀水徐震秋濤著「美人譜」2頁に載る．
[*14]：『檀几叢書』巻三十，秀水徐震秋濤著「美人譜」1-5頁．刊行者は「新安張氏霞擧堂」．

3)「美」という文字

「美」とはどのような意なのか考えてみたい．まずは文字をみてみよう．

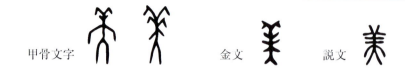

『甲骨文字辞典』で「美」は「大きい羊」の意味をもち，「犠牲の美しいさま」と解釈されている．しかし，「美」は甲骨文字では祭祀，固有名詞として使われ，修飾語がくる例がない．字源としては異民族の習俗や舞踊装飾より来ることから「うつくしい」は引伸義であるという指摘がある[*15]．また，『説文解字注』には「羊在 六畜 主給膳也 美 與善同意」と載り，羊が人の食べ物として犠牲となり食膳に使われていた[*16]．

『字通』で「美」をみると，羊の全形．下部の大は，羊が子を生むときのさまを𡴎（子羊）というときの大と同じく，羊の後脚を含む下体の形と載る．

その訓義が「うつくしい，すぐれる，めでたい，よい，よみする，ほめる，みちる，さかん，ただしい，たのしむ，よろこぶ，さいわい」と載る[*17]．

語系についてみると「美顔（美貌）」『白居易』，「美姫（美女）」『史記』，「美儀（美麗な儀容）」『南史』，「美形（美貌）」『世説新語』，「美眷（美女）」『環魂記』，「美壮」『漢書』，「美尚（美士）」『史記』，「美人」『管子』，「美婦（美しい女）」『旧唐書』，「美色」『列子』，「美態（美しい姿）」『梁簡文帝』，「美富（美しくて，豊か）」『魏書』，「美芳（美しくかぐわしい）」『漢書』，「美貌』『文選』，「美容」『楚辞』，「美貌」『文選』，「美麗（うるわしい）」『戦国』，「美澤（美しくつやがある）」『佐伝』，「美女（うつくしい女）」『爾雅』とあり，身体の美しさを示すものが記されている．

人間性の美しさを現すものには「美才（英才）」『唐書』，「美志（立派な志）」『宋書』，「美士（立派な人）」『魏志』，「美人（美女，才徳ある人）」『詩経』，「美徳（すぐれた徳がある）」『荀子』，「美質（善い性質）」『禮記』に記載がある．

次に『字通』に載る「容」の字をみると，その訓義は「すがた，神容，霊のすがた，かたち，ようす，ふるまい，いれる，うける，ゆるす，うべなう，よろこぶ，やわらぐ，ゆとり，しずか」と記されている．

「容」の字の語系には「容貌（かほかたち）」『禮記』，「容美（外形の美）」『六韜』，「容華（美しい顔かたち）」『曹植』，「容姿（すがたかたち）」『後漢書』，「容色（容貌と顔色）」『論語』，「容質（容貌と体質）」『晋書』，「容状（容貌）」『宋史』，「容徳（すがたと行為）」『白居易』「容體（すがた）」『禮記』，「容儀（たちふるまい）」『漢書』に記載がある．

「容」の文字に「美」意識が含まれている点も注目すべきことであろう．

---

*15：落合淳思：甲骨文字辞典．朋友書店．2016．43頁
*16：許慎撰，段玉裁注：説文解字注．上海古籍出版社．1981．146頁下段
*17：白川静著，平凡社，1996年，1325頁

『大漢和辞典』巻九に載る「美容」「容貌」についてみると[*18]，「美人」とは「容貌の美麗な婦人（男子）．美女．才徳の優れた人」とある．一般的にも使われている「美容」は「美姿」と言い，「美貌」を「美形」と言う．また，姿や形を「容貌」と言い，それを「容状」と表現する．このように「美」と言う，たった一つの文字ではあるが，単純に「美」というものの定義を想定することは避けておきたい．

4) 眉へのこだわりと美しさの追求

気血の盛衰が形体上の"美"に与える影響について，『黄帝内経』霊枢には「上部を循行する足の太陽経脈に血気が充足していれば，眉毛は美しく，眉の中に毫毛が生える．血が多くて気が少なければ，眉毛は枯れ，顔に細やかなシワが多く現れる．血が少なく気が多ければ，顔面の肌肉は豊かである．血気が調和していれば，顔がきれいになる」とある（足太陽之上 血気盛則美眉 眉有毫毛 血多気少則悪眉 面多少理 血少気多則面多肉 血気和則美色）．このことから，外面の美しさと，人体の気血の生理的な活動が，眉毛に対する美しさを形成すると考えられており，"美"と気血とは切り離すことができない．遺跡で発見された壁画や人形の顔に，繊細な細工として施されている眉毛からもそのこだわりがみてとれる．

陝西省で発掘された唐代の乾県章杯太子墓壁画，永泰公主墓出土壁画，長安県南里王村壁画などや，新疆トルファンより出土した泥俑（泥人形），新疆アスタナ墓彩画陶俑（彩色を加えた陶器の人形），新疆アスタナ墓泥頭木身俑（泥人形），およびアスタナ張礼臣墓や新疆トルファンより出土した絹画，また，『宮楽図』『搗練図』『簪花仕女図』などのシルク画をみても，それぞれが異なったスタイルの眉毛化粧を施していることから，明らかに女性が眉毛に美的感覚を意識していることがわかる．その繊細な描写は現代の若者の美容にも通じるようである．

温故知新　『霊枢』陰陽二十五人篇 にも眉に対する考え方が収載されている．
1. 眉が秀麗であれば，足の太陽経脈の気血が充足している．
2. 眉毛がまばらで美しくないのは，気血がともに足りない．

(1) 肌の老化

肌には老化があり，人はこの肌の老化より逃れることができない宿命にある．現代医学では，肌の老化は内因性（生理的老化）と環境要因による皮膚へのダメージが蓄積されて生じる外因性とに区別される．内因性のものは遺伝的にDNAによってプログラムされていて，その主な要因に酸化ストレス説やテロメア説がある．一方，外因性のものは紫外線による光老化や，喫煙や飲食，激しい気候の変動などが加わって生じる皮膚の加齢変化が考えられている．

しかしながら，中医学，東洋医学でいう肌の老化は，単純な皮膚の老化を指しているのではない．古来の養生思想に基づいた腎精の虧損による早老化，脾胃の虚損による後天の精の生成不足，さらには肝血虚・心気虚・肺気虚などの機能低下により，気血が全身に散布できないなどの諸症状があげられている．特に心の推動作用と肺の宣発・粛降機能の低下は，血行の循環と自然界の新鮮な酸素の補

---

*18：諸橋轍次著，大修館書店，1967年，57-63頁．

表 1-1 『黄帝内経』霊枢にみる体形

分　類	脂質型（あぶらぎった体格※）	肌肉質型	肥満型（こえている）
身体の特徴	身体が小さい，肌肉が堅い うつくしい（『字通』『大漢和辞典』）	身体が大きい	皮膚が弛緩している 腹の肌肉が垂れる
氣血の多少	血は清く気がなめらかで少ない	血が多い	陽気が盛ん
体　質	身体は大きくない	気質が穏やか	耐寒性がある

『霊枢』に載る「脂」と「膏」を分類した．諸橋轍次『大漢和辞典』大修館書店を参考に改変
※『列子』湯問「膚色脂澤」『大漢和辞典』九巻，311 頁．

給を衰えさせ，その結果，皮膚組織に与える栄養が減少して肌膚の老化を招くとしている．

　一方，肝血の不足は，肝の条達，疏泄作用の低下により，筋を養って骨格筋を支持する機能が崩れ，運動能力の低下を引き起こす．さらに四肢末端にまで気血を運搬できなくなると，爪の甲が養われないために爪甲の形態や色に変化を及ぼす．これらはさらに加齢によって悪循環を引き起こし，気血が衰えたことで全身の形体美にまで被害を及ぼすという．その点について先人は，『霊枢』天年篇に，「四十歳にもなると，五蔵六府，十二経脈がすべて，これ以上成長しない程度になり，このころから皮膚のきめが柔らかくなりはじめ，顔の色や艶が次第に落ち，毛髪が白くなりはじめ，経気が安定してそれ以上発展できない段階に到達し，精力が充ちてこないので，座ることを好むようになる」と述べている．すなわち，中高年になり，加齢が進行するにつれて形体美の衰えが始まってくるという．

（2）体形と体質

　このような形体美に対する関心は古来より強く，その衰えへの防止策が貪欲なまでに求め続けられている．宮廷内部でも，美に対するこだわりから飲食と身体との調和が求められた．『霊枢』衛気失常篇には，人の肥満や痩身などの体形（形体）についてふれられている．「膏型（肥満）の人は，陽気が盛んに充ちて，皮膚が弛緩しているので，腹の肌が緩んで肉が垂れ下がった体形となる．肉型の人は身体が大きく，脂型（あぶらぎった体格）の人は，肉が堅く身体は小さい」と記されている．さらにその3種の体形と人体の気血との関わりについて「膏型の人は気が多く，気は陽なので，体質は陽の盛んな状態にかたより，耐寒性がある．肉型の人は血が多いので，身体が充実し，体質はおだやかになる．脂型の人は，血は清らかで，気はなめらかで少ないので，身体は大きくない」と記されている．それらは張景岳がいう「肉型の人は血が多く，血は形（体）を養う．形が充実していると気質が平らかになる」との考え方を象徴している（表 1-1）．

5）古代の美顔膏

　古代の中国ではすでに肌を栄養するクリーム（膏）が存在した．宮廷内部の美女たちは，皇帝の寵愛を受けたいがゆえに，美肌クリームを用いてスベスベした肌を保ち，皮膚の老化を防ぎ，さらに絢爛豪華な装飾品を身にまとい，宮中で華やかな生活を営んだ．美に対する追究は日々の生活に及んだことはいうまでもない．

(1) 古典にみられる美顔法

南宋（1127〜1279）末期の陳元靓によってまとめられた古代民間類書『事林廣記』（中華書局, 1999）にみられる宮院事宜には，「洗面去瘢瘡」「除面上黒斑」などと記載され，当時の美顔法の様子をうかがうことができる．さらに興味深いのは同書に中国清代（1644〜1912）の女帝，西太后も使ったと伝えられている「玉女桃花粉」や，「大真紅玉膏」「透肌五香圓」などの美顔膏が載せられていることである．清代の『清朝宮廷秘方』には，順治帝（在位1644〜1661），康熙帝（在位1661〜1722），光緒帝（在位1875〜1908），宣統帝（在位1909〜1911）らの歴代皇帝が，当時の宮中における美容に関する記録を残している．たとえば，毎日の洗顔で肌が白くなるという「藿香散」，軟膏を顔面部に塗布することで顔の風熱による痒みを取り除き，皮膚を保護して美顔を保つ「面薬方」や，『医宗金鑑』所収の「玉容散」に改良を加えた「慈禧太后加減玉容散」がある．

(2) 西太后の翠玉

伝説によると「慈禧太后加減玉容散」を塗布した慈禧皇后（西太后）は，常時，白翠玉とガラスで作られた携帯用のローラー型按摩機を用いて顔のシワ伸ばしをしていたという．翠玉が使われた理由を考えると，中国では，古来より翡翠は熱を取り除き，邪気を払拭する効果があるとされていたためと考えられる．邪気をふり払って寄せ付けないことから，枕などの寝具や，幼児や子どもの首飾りなどの装飾品の一つとしても，翠玉は愛用されてきた．

これらの慣習は伝統医学にも受け継がれた．外邪を除去することで血脈の流れを促し，皮膚の毛細血管を拡張させることにより新陳代謝を活発にして，顔面部の筋肉のこりや痙攣を取り除いた．長寿を求めた西太后も常に翠玉を持ち歩いていたという．

(3) 民間に伝わる美容法

元代初期の許国楨・編『御薬院方』には，肌に潤いを与えてシワを消す「七白膏」や「朱砂紅丸子」「鍾乳粉散」がある．唐代では孫思邈（581?〜682）撰による『千金翼方』に，酒皶（acne rosacea）のための「梔子丸」や，王燾（670?〜755）著による『外台秘要』巻三十二には「木蘭膏方」をはじめとする美容法について述べられている．

このことからも，美容についての探求が長い歴史を通じて広く民間にまで伝わっていることがわかる．中医美容の発展を導いたのは，美顔のための栄養クリームや保湿剤，染料を保存するための方法，繊細な装飾が施された保存容器，さらには毛髪の染色技術に至るまで様々である．これらは17世紀の工芸百科全書と称される，明代の科学者，宋応星による『天工開物』（1637年）にも所収されている．

いまでも，色白で，きめ細やかなツルリとした滑らかな肌を作ることは女性の願いである．そんな肌を目指して，毎日入念に手入れを怠ることなく実行する女性の苦労は絶えない．目に見えた効果が実感できれば，その苦労も報われるが，必ずしもそうとは限らない．いま街角で「あなたの美容法はなんですか」と聞かれたらほとんどの女性はどう答えるであろうか？　美容クリームや化粧水を使うことで，肌に潤いを与えて乾燥やシワを予防するというのではないだろうか．しかし，高価なクリームを使って肌荒れの防止を願っても，かえって肌に悪影響を引き起こすこともある．中国最古の薬学書である『神農本草経』には，肌の艶と潤いを保ち，また，気血を充実させて，老化による肌の衰え

を防止し，体も軽く，若々しさを保つための秘訣が紹介されている．さらに，そこには美容を促進させるための薬物が160種類もあげられている．

本書では，これら160種の薬物に頼らずとも肌をよくする方法を，東洋医学的視点で考えてみたい．

Ⅱ．東洋思想と伝統医学

1）東洋哲学と養生思想

今日まで中国伝統医学が継承され発展し得ることができたその影には，長寿と健康を願う歴代医家と，その智恵と工夫が深く民衆に伝えられたこともその要因の一つと解釈できるであろう．とりわけ美を保つためには，止めることができない老化を防ぐことが重要なカギであり，寿命を延ばして若さを保つ秘訣として「養生」を行うことが推奨された．先人らは，身体の正気を守ることが老化を予防する武器だと考えていた．

(1) 形・神・気の調和

漢王朝初頭の淮南王，劉安が編集した『淮南子』によると，生命は形・神・気の3つが調和することで誕生するという．『淮南子』巻七の「精神訓」には精神や神明に対する詳細な記述があり，さらに"気"の概念が200回も用いられている．その中の「原道訓」には「気者　生之充也」とあるように，身体内の"気"は生を充実させ，さらに"神"との調和により健全な"形"を作ると，"気"の重要性が説かれている．

中国の李霞氏は「『淮南子』説にみられる生命気化論の特色には，自然万物の"気"の動きと人の生命状況が緊密に結合し，それらが五行方位の上で成立する人文，地理，環境と相関する」という[19]．したがって，正気を保つ"気"の思想は古代の中国哲学においても重要な位置づけがなされていたことがわかる．ここで注目すべきことは"気"の思想が老子の"道"の思想と結びついていることである．

歴史をふり返れば，いつ，いかなる時代においても，古代中国の養生思想の根底には，不老長寿を目指した先人らの智恵がある．それが伝統医学を育みながら現代にまで受け継がれている．われわれが使用する中医学や東洋医学の書籍には必ずといってよいほど『道徳経』，とりわけ第42章の文がよく引用されている．そこには老子の天地萬物の生成論が記され，"気"の生成に対する先人の位置づけが明確になされている（図1-5）．

＊19：安徽省『淮南子』研究会・編：『淮南子』における生命の三要素論および道家生命構成観に対するその発展，淮南子研究．黄山書社，2006．

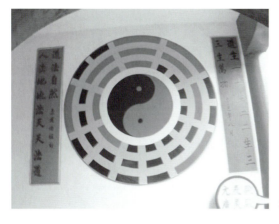

図1-5 「葛嶺」内部の壁に画かれている等身大の太極図
(葛嶺は葛洪によって築かれ、杭州市内にある。筆者撮影 2007.12).

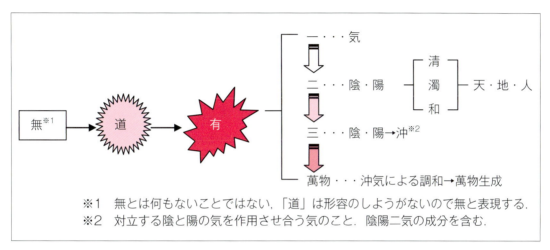

図1-6 老子の萬物生成の法則

温故知新 『道徳経』

「道生一 一生二 二生三 三生萬物．萬物負陰而抱陽 沖氣以為和」：道は一を生み，一は二を生み，二は三を生み，三は萬物を生む．萬物は陰の気を背負って陽の気を抱き，沖気でもって調和している（蜂屋邦夫・訳）．

　老子は"道"は天地よりも先に存在する何かであって，根源的なものとし，それを存在体として認識すれば一としての"気"である，との説明がある（図1-6）．

　ここでの学術的な解説は成書に委ねるとして，少し飛躍した解説になるかもしれないが，"道"による形成段階において，萬物の生成流転の過程における因果律を明らかにしたものとして，注目すべきではないだろうか．原文に繰り返し用いられている"生"には，原因が結果を生み，その結果がまた新たな"因"となり"果"を生じる．つまり"気"という思想が観念論ではなく，人と自然との共生の中で存在し，自らの意識とは関係なく，一瞬で"因"と"果"が絶妙なタイミングで入れ替わり，新しい"生"への転換へと結びつくというのである．譬喩をもって表現すると，「千里の道も一歩から」との諺のとおりである．老子風に言うと「因って一つの歩みは千里に通じ果を生じる」である．これは"生"あるものに共通した概念ではないだろうか．人は他者や自然，また，宇宙といった環境との関係性を否定して存在し得ないとともに，宇宙大の生命をもつかけがえのない存在である，という哲学がそこにはある．

2) 東洋医学における「美」「哲学」

(1)「美しさ」の基準を考えてみよう

　東洋医学における「美」の創出をどのように考えるか．医療として本質的な美容の創出について，先人らの考え方を読み解きながら，臨床における，わたしたちが保ち続けなければならない「美」の哲学が医療にも必要であろう．

　古代の中国文化の中に「美しくなる」という概念はみえる．

　周代（紀元前 1046 年頃～紀元前 256 年）『詩経』の美人は男性を指し，戦国時代に書かれた『戦国策』『楚辞』では君主，黄帝のことをいう．

　『左伝』[20]『荘子』『淮南子』『史記』『漢書』『列女傳』『後漢書』『説苑』『越絶書』『藝文類聚』にも「美人」[21]，「美婦人」の文字がみえる．これらをみると「美」の基準は，中国古代に標準化されたことが，前述の文献からもわかる．

　中国の長生（養生）思想には，「健康的で」「若々しい」「美しい」身体を保つことにあった．身体の若さは，時を超え，現代にも通じる「美」への憧れである．その具体的な実践方法こそが「気」による長生法である．おそらく，長生法による若さを保つ秘訣には，その先にある身体的な「美」の創出にまで求められた．注目すべきは，古代中国における「美」は，前述した外見的な表面上の「美」に収まらず，内面的な「美」にまで飽くことなく求め続けられたことにある．このことは先秦代における老子，荘子，孔子，墨子，孟子，荀子，韓非子などの「美」意識にみえる[22]．

『老子』第二章
　天下の人々はみな単純に「美」がそのまま「美」であると考えているが，実は反対に「醜」である場合がある[23]．

（天下皆知美之爲美 惡已 皆知善 訾[24] 不善矣）．

　『大漢和辞典』には「美」も「醜」も相対的なもので，「美」の真体は「美」も「醜」もないという（諸橋轍次著『大漢和辞典』巻九，大修館書店，1967 年）．

　『論語』には，人の生き方に対する「美」の記述が次にある．

---

*20：「昔有仍氏生女 黰黒 而甚美 光可以鑑 名曰玄妻（昔，有仍氏，女を生む黰黒にして甚だ美なり，光以て鑑とす可し．名けて玄〈黒〉妻と曰ふ）」，「夫有尤物 足以移人 苟非德義 則必有禍（夫れ尤物の以て人を移すに足るもの有るは，苟も德義に非ざれば，則ち必ず禍 有り）」．竹内照夫著，全釈漢文大系刊行会，『春秋左氏伝』，第六巻，集英社，1975 年，408-409 頁．同書，第五巻，1974 年，18-20 頁には賓媚人が載る．

*21：容貌の美麗な婦人．美女．才徳の優れた人のこと，男性に対しても用いられた．

*22：施昌東著『先秦諸子美学思想述評』中華書局，1979 年を参照．

*23：天下の皆な美の美為るも，悪なるのみ．皆な善を知るも，斯れ不善なるのみ．
　　池田知久著『馬王堆出土文献訳注叢書・老子』東方書店，2006 年，甲本の 181 頁．

*24：乙本では斯に作る．前掲．『馬王堆出土文献訳注叢書・老子』357 頁．

> **顔淵編**
> 　君子は他人の美点を〈あらわしすすめて〉成し遂げさせ，他人の悪い点は成り立たぬようにするが，小人はその反対だ[25].

（君子成人之美 不成人之悪 小人反是）．

> **尭曰編**
> 　五つの立派なこととは何々ですか．というと，先生は言われた，"上に立つものが，恵んでも費用をかけず，骨を折っても怨みとせず，求めても貪らず，ゆったりとしていても高ぶらず，威厳があっても烈しくない"[26].

（何謂五美 子曰 君子恵而不費 労而不怨 欲而不貪 泰而不驕 威而不猛）．

優れた指導者がもつ人間美がここにみえる．

孔子は「美」の本質と形態には

①「美」と「善」の結合．

②「美」の内容（質）と「美」の形式（文）との関係性．

③『論語』「中庸」の概念．

④芸術的な「美」．

この4つの先哲の概念があるという．

孟子は「美」の概念には

①感覚により意識する「美」は低級の「美」とした．

②仁と義より現れる「美」を中級の「美」とした．

荀子は最高の人格者を求め，それを「精神の美」とした[27].

そこにみる先哲の「美」意識には，人間の心理的内面にまで掘り下げた先人の人間観がみえ，外見の「美」への執着が感じ取られない．

そこで漢代に成立したという『黄帝内経』をみると，そこには中国古代の解剖，生理，病理が詳しく記述され，さらにそれらを軸足とした治療概念が詳しく記載されている[28].

注目すべきは『黄帝内経』の理論に「気」による長生思想による健康観が随所に記され，「気」が身体の働きを支配していることにある．つまり，『黄帝内経』は「気」を基軸にした解剖，生理，病理学の理論のもとで成立した医書と考えることができる．

---

[25]：君子は人の美を成す，人の悪を成さず，小人はこれに反す．金谷治訳『論語』岩波文庫，2000年，237頁．

[26]：何をか五美と謂う．子の曰わく，君子，恵して費えず，労して怨みず，欲して貪らず，泰にして驕らず，威にして猛からず．前掲．『論語』398頁．

[27]：万志全著『中国古代審美思想』中国社会科学出版社，2010年．

[28]：南京中医薬大学中医系編著，原書『黄帝内経霊枢訳釈』（上海科学技術出版社1986年），石田秀実，白杉悦雄監訳『現代語訳・黄帝内経霊枢』，東洋学術出版社，2007年と，南京中医学院医経教研組編著，石田秀実監訳『現代語訳・黄帝内経素問』，東洋学術出版社，2006年．また，日本内経医学会所蔵の明刊無名氏本『新刊黄帝内経霊枢』（内藤湖南旧蔵）『霊枢』2006年版，四部叢刊子部『重廣補注黄帝内経素問』2004年を参照．

16 第1章 鍼灸美容学の基礎

『黄帝内経』に論じられた長生思想のなかでは，こころが安らかで，健康で，若々しい精神を保つことにより，美しい容貌を維持させる方法が記されている．そして全身の気血が顔と結びついている記述が載るので提示したい．

> **『黄帝内経』霊枢**
>
> 　人体の十二の経脉，三百六十五の絡脉の血気は，みな上がって顔面に注ぎ，七竅に流れています．その精陽の気は，目に注いで，それでものを見ることが出来ますし，その傍行する気は，両側から上って耳に注ぎ，それで聴くことができます．その宗気は，上がって鼻に注ぎ，それで匂いを嗅ぐことが出来ます．その穀気は胃から上がって唇と舌に通じ，五味を弁別することが出来ます．各種の気が化した津液は，みな上行して顔面を燻蒸するので，顔面の皮膚は厚く，筋肉は堅実であるため，極寒の気候の中でも，寒さに負けることなく適応できるのです[29]．

（十二經脉 三百六十五絡 其血氣皆上于面而走空竅 其精陽氣 上走於目而爲睛 其別氣走于耳而爲聽 其宗氣上出於鼻而爲臭 其濁氣出於胃 走唇舌而爲味 其氣之津液皆上燻于面 而皮又厚 其肉堅 故天氣甚寒 不能勝之也）．

これを見る限りでは身体の気血が経脈を介して顔面に注がれ，目，口，鼻，耳，舌を養い正常な生理活動が営まれることが論じられている．したがって，身体に流れる気血や蔵府の働きを促進させることが，肉体上の「美」を作り上げるのだ．その反対に気血の不足や蔵府の活動が低下すると，身体に異常を生じて肉体的な「美」を崩す結果を導くのである．張介賓の『類経図翼』には蔵府と顔面，四肢と顔面の相関関係を説く（図1-7）．

(2) 蔵府の精気と体形

『素問』調経論には，"気"の動きも，本来，静寂なる心の働きと一体化して全身をめぐり，それらは自然界の流れと共生していることにあるとする．しかし，『素問』では，精神的な乱れによって"気"が身体の生理的な働きに著しい変化を与えることが記載されている．すなわち，喜楽が余りにすぎると気を下陥させ，悲哀が余りにすぎると気を消耗させる．気が消散すると，血脈は空虚となるのである．心神や情志の乱れが，気の流れを正規の軌道より外れさせて"気"を失い，これが虚証という体質を生む．さらにそこへ風淫，寒淫，湿淫，熱淫（暑淫），燥淫，火淫などの六淫が，身体の虚に乗じて体表より体内に入って，生体の機能を著しく狂わせるという考え方だ．ここで注目すべき点は，個々の六淫は異なった生理機能を乱す特徴をもっていることにある．これらは気血の流れを止めて，過剰な気血を上肢に持ち上げたり，あるいは下肢へと降ろすといった，元来，円滑に行われているはずの生理的な活動を六淫により阻害することで，身体に影響を与える．

『霊枢』百病始生篇には，自然が，人体の気血の運行に障害を与えるという論述にみられる．「憂怒に傷られると，気が逆上する．気が逆上すると，六経が阻害され，気の温める作用が影響を受けて，血が温められないために凝結し，凝血が深部に集まって散らなくなり，津液も乾燥して渋滞して消散

＊29：前掲．『現代語訳・黄帝内経霊枢』上巻，85-86頁を参考に一部を改めた．十二經脉，三百六十五絡，其の血氣皆に上りて空竅に走る．其の精陽の氣，上りて目に走りて睛を爲す．其の別氣，耳に走りて聽を爲す．其の宗氣，上りて鼻に出でて臭を爲す．其の濁氣，胃より出で，唇舌に走りて味を爲す．其の氣の津液，皆上りて面を燻じ，而して皮又た厚く，其の肉堅し．故に天氣甚だ寒けれども，これに勝つ能わず．

Ⅱ．東洋思想と伝統医学　17

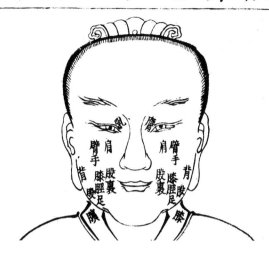
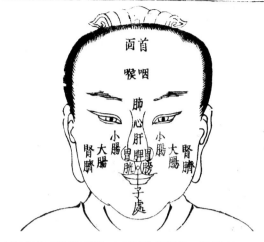

▲張介賓『類経図翼』人民衛生出版社，1965年

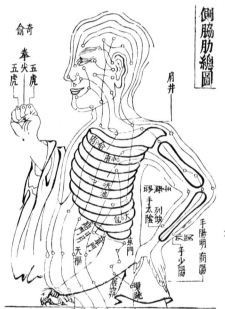

◀顔面，頭部には複数の経絡と経穴が存在している

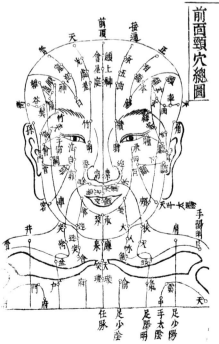
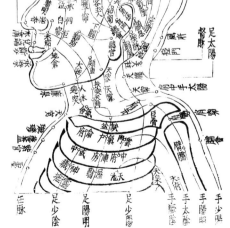

◀▶張介賓『類経図翼』人民衛生出版社，1965年と新文豊出版（台湾）の影印『張氏類経図翼』1946年にも同図が載る．

図1-7　顔には骨格や蔵府が投影されている

せず，積を作る」と，六淫が気血を凝滞させる原理が記されている．『霊枢』血絡論篇では，この原則に基づいて生じる血瘀について論じられている．「陽気が絡脈の内部に蓄積し，長い間停滞して，外部へ排泄することができなくなると，血は黒く濁るので，噴き出すことがない」と，血の停滞が発生する原因と停滞による現象（症状）が詳しく述べられている．

　したがって，人の形体（肉体）が外在的なものに対して蔵府は内在的な存在であることからも，蔵府の精気が外在する形体の強壮に対して重要なカギを握ると考えている．これらの詳細は「第2章　病因を探る」で論じる．

3) 伝統医学と "気" の思想

(1) "気" とは

　なぜ "気" なのか，"気" の実体とは何か，との問いに対しては，多くの議論がなされている．"気" という用語は日常の生活において何気なく使われている．たとえば，「気になる」「気づく」「気配」「やる気」「気力」「気分」「気ぐらい」など，熟語としても，その表現方法は多岐にわたっている．さらに，これらの表現が "気" ということばを伝達するうえで十分にその役割を果たしていることに注目したい．

　"気" を辞書で検索すると，「万物を生成する根源」「生命の保存力」（『広辞林』1925年），「物事に積極的に立ち向かう心の働き．意欲」「漢方では，血とともに体内の経絡を循行する生命力の根源とされるもの．無形であるが，有形の血と一体となって生理機能全般をつかさどるとされている」「宋学で「理」が万有を支配する原理であるのに対して，万物を形成する元素を「気」という」（『大辞林』第二版1995年），「万物生成の根源」「生命を保持する身体の勢力」（『漢和大辞典』1903年），「本質的には無形のものを言う」「空気．地球を包囲し，動けば風となり，吾々が呼吸して生息する所以の流体」「万有の根源」（『新撰漢和辞典』新修版1949年），「万物を生成する根源」「生命の保存力」（『辞林』1907年），「生命力や活力の根源となる心の働き」（『明鏡』2008年），「天地間を満たし，宇宙を構成する基本と考えられるもの」（『広辞苑第六版』2008年）と記載されていた（一部抜粋）．

(2) 気の流れと健康

　これらの記載はすでに "気" が一般的にも日常のわれわれの生活にまで普及していることを物語る．とりわけ健康が気の流れと深く結びついているという概念は，すでに中国古代の文献『呂氏春秋』にまで遡ることができる．「流れる水が腐らず，戸の枢（くるる）が虫に食われることがないのは，動いているからだ．形体と気もまた同様である」と，気の流れと肉体との関わりについて記載されていることから考えても，"気" が経絡に通じる考え方は学問上成立している．

(3) 丹田と気

　近年，「行気玉佩銘」に記された呼吸法と気の生理的な働きが，郭沫若らの研究によって明らかにされた．「行気玉佩銘」は戦国時代前期（紀元前380年頃）のものと推定され，重さ118g，高さ5.2cm，底の径3.4cm，十二面体柱状の玉製で，その表面には次の45個の字が刻まれていた．

　「行気 深則蓄 蓄則伸 伸則下 下則定 定則固 固則萌 萌則長 長則退 退則天 天几春在上 地几春

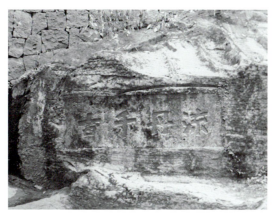

図 1-8　抱樸道院
（1700 年の歴史があり，ここで葛洪（261?～341?）は，不老長寿を願って丹田の修練を行ったと伝えられている．2006.12 葛嶺にて筆者撮影）

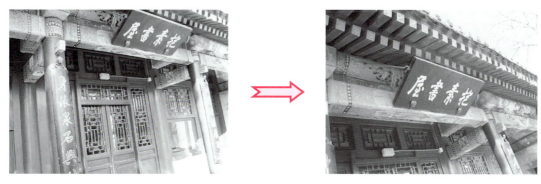

図 1-9　抱素書屋
（1758 年，乾隆黄帝（清朝第六代：気の思想を重んじた）によって作られた北海公園敷地内にある．建物の正面には道家の「見素抱樸」の名をとって命名された屋号が掲げられている．2008.3 北京にて筆者撮影）

在下　順則生　逆則死」すなわち，「深呼吸は，まず吸気を深く長く充満させる．充満させれば気は体内に伸び，そうすれば気は下る．下れば気を閉じ，息を休め静かにする．そうすると精気は自然と強固となる．精気が強固となれば，濁気すなわち呼気が生まれてくる．濁気がだんだんと多くなれば，長々とゆっくり息を吐く．そうすれば神気は頭の頂上に昇る．こうすれば上にある天気は朝に下降し，下にある地気は朝に上昇する．このようにして気のめぐりが自然に順調ならば命は永らえるが，このめぐりが逆ならば体は枯れて死んでしまう」[*30]

　ここに刻まれた呼吸法から，紀元前 380 年頃には呼吸による気をコントロールする方法が存在していたことになる．これらは後世における養生学，とりわけ丹田思想に多大な貢献をなし得た一つともいえる．丹田思想における練丹術では，体内の気をコントロールして体内で丹田を作る方法が存在した．これは人体を鼎炉に見立て，その鼎炉に人体の精・気・神の三宝を投入し，体内で錬るというものである．そして精錬化気，練気化神，練神還虚に基づいた修練方法により若々しさを保ち（図 1-8），長寿を全うする．不老長寿を願った古代の人々の修練方法であった（図 1-9）．

＊30：坂出祥伸・編：中国古代養生思想の研究．石田秀実，踵息考，行気玉佩銘，平河出版，1988．

第2章
病因を探る

外部環境や心理的要因も美容を乱す誘発材料となるという考え方
病因学説

本章で学ぶ内容

中医学に「その原因を知らなければ，病の源は見えてこない（三因極一病証論・陳言）」とあり，病気を起こす主な原因について詳しく分類している．その原因が外感六淫，内傷七情，飲食労倦である．ここでは具体的に六淫の性質や七情と蔵府との関係について学び，肉体と精神，さらには生活環境と肉体との関係について学ぶ．

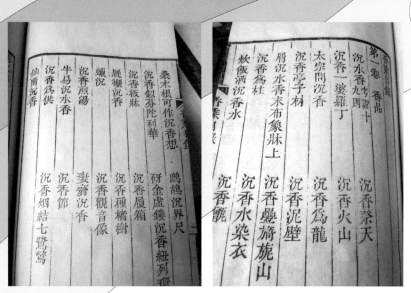

周嘉冑『香乗』第一巻，香品の章 （著者撮影）

I．病を引き起こす原因

　中医学において，美容弁証を行うにあたり，美しさと人体の生理学的な関係を明らかにすることが基本であり，中医学ではその原因を，内因，外因，不内外因の3つに分類する．

　中医基礎理論では，「内なるものは必ず形となって外部へ出現している」としている．これは『礼記集説』にみられる．視覚では確認ができない体内の情報も，必ず外部へ伝達される．それとは反対に生体の外部における様々な環境の変化は体内にも通じるということである．

　したがって，中医学では外部環境より襲ってくる外感病と，身体内部に発生した内傷病とに分ける．外感病証を発生させる因子が六淫（外因）で，内傷病証を引き起こすものが七情（内因）である．また，外因により内傷病を起こすケースと，内因により外感病を引き起こすケースがある（図2-1）．

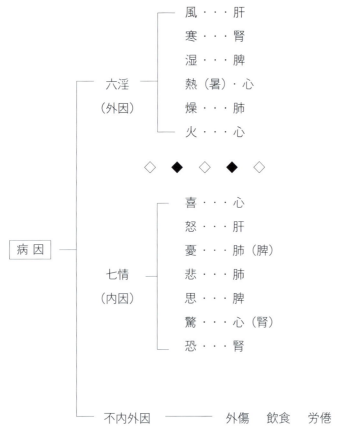

図2-1　病因の分類

Ⅱ. 外因／外感：六淫

　外因とは，自然界の気候や温度などを含んだ外部環境の変化を6種類に分けたものである．寒いと身体が冷える，暑ければ身体が熱する．したがって，外因（六淫）は日常の生活の中に存在している（図2-2）．

　外因（六淫）は，風・寒・湿・熱（暑）・燥・火の6つに分類される．特に季節や気候の温度変化との関係が深い．八綱弁証で診断する際の大事な情報である．病因を明らかにすることで，疾患の性質，勢い，病の位置（病巣部）などが確認できる．

　中医学では，すべての生物を育てる「六気」という自然界の正気によって維持されているという．この「六気」が発病因子となる．それは抵抗力を失った生体に侵入し，疾患を発生させる外邪となる．その結果，邪気へと転化した六気を「六淫」と呼ぶ．現在では，生活様式の変化により，六淫の発病因子がさらに身近なものになる．

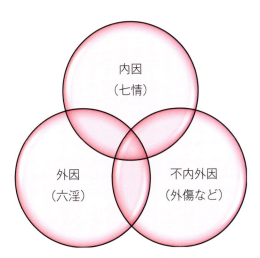

図2-2　内因，外因，不内外因
内因，外因，不内外因が渾然一体となっている．常時生体に生じる．現代医学でいう生活習慣病はこれらにあたる．

1）風：陽性

◆ 風の性質
　①風は陽邪，軽くて上りやすく，上部が襲われやすい．
　　1．顔面や眼瞼の浮腫
　　2．鼻閉
　　3．のぼせる
　　4．頭痛
　②善く行り数数と変ず（よくめぐりしばしば変ず）
　　　症状がよく変わる．病が変化しやすい．
　③主動：動きやすい（遊走性）．
　　1．顔面麻痺
　　2．四肢の痙攣
　　3．拘攣
　　4．角弓反張
　④百病の長：他の六淫と重なって様々な疾患を引き起こす．
　　・痺証（風痺・寒痺・湿痺・熱痺）
　⑤衛気を犯す：衛気を乱して体内に侵入する．
　　1．皮膚炎
　　2．発汗や発熱
　⑥春季の主気
　　・四季を通じて発生し，とりわけ春季に現れやすく人体を襲う．

　「風」は，よく動き，昇発と外泄を行う特性がある．そのために風邪が皮毛（肌表）から人体に侵入すると，皮膚の腠理が開泄し，汗（自汗）や発熱，悪風を生じることが多く，外感の病証を発生させる．『素問』風論篇には，「風は百病の長であり，六淫中の長として，他の淫邪と合体し，身体のいたるところに淫邪を運ぶ性質をもつ．風邪は他の六淫と結合するために，風熱や風湿，風寒などの症状を形成する．さらに遊走する性質をもつ風の特性には，寒や湿，また火などと結びついて症状を全身へと広げる」とある．

　そのために風邪による疼痛は，その部位が一定ではなく，遊走性がある．これを「行痺」と呼ぶ．

▼ 行痺の特徴
運動時の障害が特徴で，全身の関節などの痛みと痺れを訴える．

《舌脈所見》

　脈は浮き，舌苔は薄白あるいは膩苔を形成する．

　風は陽邪に属して，上行（上部を犯す）しやすい性質をもつ．そのため頭部や顔面部に症状を引き起こす．

《美容への影響と代表的な疾患》

面癱：現代医学の顔面麻痺に相当する．

　過労により正気が不足して経絡が空虚となり，虚に乗じて風邪が侵入し気血を阻滞することにより発生する．これを「乗虚而入」（虚に乗じて入る）という．代表的な中医薬に大秦九湯などがある．

また，人体を防御している衛気を破って体内に侵入して，発汗の異常や悪風を引き起こす．これが日常で言う「かぜ」のことである．

2）寒：陰性

◆　寒の性質
　①陰邪，易傷陽気（陽気を傷り易い）：陰の性質をもつので，寒邪の侵入により陽気が衰える．
　　・脈微細
　②凝滞性：気血を停滞させるために顔面の血行が衰える．また，慢性化すると痛みを引き起こす因子となる．
　　・「不通則痛」（通ぜざれば痛む）
　③収引性：収縮，収斂の作用がある．
　　1．経脈や筋肉の収縮
　　・表情筋が強ばる
　　・四肢の屈伸不利
　　2．皮毛（肌表）を犯すと，毛孔が収縮する．
　　・シミ　　・悪寒　　・発熱　　・無汗
　　3．血脈に寒が入ると
　　・気滞血瘀　　・緊脈
　④冬季の主気
　　・寒邪は人体に冷えを与えやすい．
　　・寒邪は陽気を損ない内寒を引き起こす．
　　・発汗直後に薄着や濡れた衣類を着用していると寒を受ける．

　「寒」は「冷える」「血のめぐりが悪い」という現象を引き起こす．「寒」は陰の性質を持つ．そのため「冷え」により気血の循環が妨げられ，顔面の経絡に気血が供給されなくなる．筋の収縮が悪くなり，新陳代謝の異常が起こって吹き出ものなどを生じやすくする．さらに，体表を防衛する衛気の働きが低下し，外部から防衛機能を傷って体内へ侵入することで，寒邪が体内に侵入する現象もある．これを傷寒と呼ぶ．それがさらに進むと，「寒」が毛孔を収縮させて発汗を妨げるために無汗となり，肺気の宣発が衰えて，気血の循環を閉塞し，経脈の流れを阻んで筋の収縮を妨げる．

　また，寒邪が蔵府を侵すと，脾胃では下痢，嘔吐，腹痛を引き起こし，腎や膀胱では頻尿となる．これは夏季の冷たい飲み物や，冷たい生ものの過食が影響する．寒邪による激しい痛みは「痛痺」と呼ばれ，凝滞した気血により固定性の疼痛や局所の寒冷感によって出現する運動性の障害である．とりわけ「寒」の性質である凝滞性は「阻滞不通」という意味をもつ．すなわち，阻んで滞ると気血が通じなくなることである．人体の気血が運行するためには，陽気による温煦と推動作用に頼っている．

《美容への影響と代表的疾患》

　寒邪により経脈中を運行している気血が凝結，阻滞すると，皮膚のかさつきや筋の疼痛が発生する．診断学的に脈は弦緊で舌苔は白滑を呈する．

　「寒」の性質は陰性のために，寒邪はよく下行して下肢がよく冷えるといった特色をもつ．

　蔵象では五蔵の腎と関係し，腎の五志が恐であるため，恐れやすく，腎気が乱れて下肢に巡らずに，ブルブルと震えたりする．そのために顔や口唇も血色を失い蒼白となり，美容にも影響がでる．

温故知新　『素問』痺論

「痛者 寒気多也 有寒故痛也」：痛みは寒気が多いからである．寒があると痛みに至る．

CHECK　内寒と外寒を区別する！

外部よりの寒，すなわち外寒は「実寒」に属し，陽虚による内部の寒は「虚寒」に属している．したがって治療原則は，外寒には「散寒」を行い，虚寒には「補陽」を行って陽気を増す．

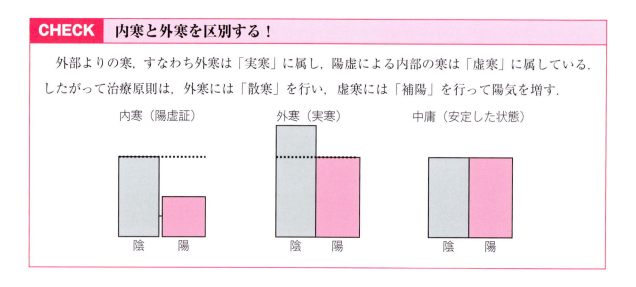

3）湿：陰性

◆　湿の性質
①陰性の邪気，気機の阻滞を引き起こしやすく，陽気を損なう．
　1．湿は陰邪に属し，気の機能を阻み，脾胃の陽を損ないやすい．
　2．湿が蔵府に入ると，胸悶，排便後の爽快感がない．
　3．湿が脾陽に影響すると，腹瀉，水腫，尿少がある．
②重濁性：経絡，関節に入ると，肌の知覚が鈍くなり，関節が重くだるい．
③粘滞性
　1．湿邪の病証は難治である．
　2．繰り返して再発する……湿疹
　3．分泌物や排泄がスムーズではない．
④下注性
　1．水が流れるように，上から下に向かって注ぐという特徴がある．
　2．下半身を侵しやすい．
　3．脚気，下痢，帯下は湿邪が下肢に注いだためである．

　日常で，よく言う「ジメジメする」という現象である．湿は陰性なので下注しやすく，下半身が犯されて湿がたまり，浮腫や下痢が起こりやすくなる．『素問』太陰陽明論には，「傷於湿者 下先受之」（湿邪の病気では先ず下部が犯される）との記載がある．

　湿邪の性質には重濁性や粘滞性がある．全身倦怠感，体が重くて活動が鈍くなり，病が慢性化しやすい性質をもつ．特に「粘滞性」は湿邪によるものであるため，舌診を行うとネバネバとした苔（膩苔）がみられる．さらに舌苔が黄色くなっている場合には，湿と熱が結合して湿熱を生み，皮膚にただれや痒みを引き起こす．人体を犯す湿邪が蔵府や経絡にとどまると，経絡蔵府の気機（機能）に障害を引き起こす．また，「重濁性」の"重"は沈重を指し，"濁"は混濁の意味をもつ．つまり湿邪は排泄物中に汚物が混ざる．尿の色は混濁不清（透明度のない濁り），大便は溏瀉，下痢粘液膿血，婦人では帯下が多い．

《美容への影響と代表的疾患》

　肌に湿疹などが出現する.

　脾胃の主気は湿である. そのために, 脾胃の運化作用が減退すると湿が集まって痰を形成する. この痰は熱が加わっていないために, 舌診で苔色が黄色くはなく, 熱との鑑別が容易にできる. 脾胃の五志は"思"であるため, 『黄帝内経』の「思い詰めると気を結ぶ」という説から考えても, 気血の流れを停滞させる. 脾胃では腹部膨満や消化不良などの症状が現れる. したがって, 脾の運化作用には, 気血津液の流れを改善して湿の過剰な蓄積を阻む働きがある. ムシムシするときに体がだるく, イライラするのはこの湿邪のためである. このような湿邪が原因で起こる痛みを「着痹」と呼ぶ. そのほかにみられる皮膚の痺れや倦怠, 脈濡, 白膩苔などの臨床所見は「着痹」によるものである.

> **CHECK　内湿と外湿を区別する！**
>
> 　内湿は蔵府機能の低下により発生し, 外湿は外部からの湿邪が体内に滞って影響を及ぼしたときに発生し, 熱化しやすいので湿熱を生む. また, 湿は陰性なので寒と結合しやすく, 寒湿を形成する. したがって内湿を治すためには脾の運化作用を用いて湿を流し, 外湿が盛のものは湿を出すことを目的とする.

4）熱：陽性

◆　熱（暑）の性質
　①昇散：上へ向かっていく特徴がある.
　　1. ニキビ
　　2. 吹き出もの
　　3. ドライスキン
　　4. 皮膚炎
　　5. 顔面紅潮
　　6. 目が充血する
　②津が傷られ, 気の消耗が生じやすい.
　　1. 倦怠感
　　2. 呼吸が浅い
　　3. 力が入らない
　　4. 無気力
　　5. 多　汗
　　6. 口　渇
　③湿邪を伴うことが多い.
　　1. 肌の痒み
　　2. 四肢の倦怠感
　　3. 泥状便

　暑邪や熱邪は, 日常われわれがよく使う「熱っぽい」「暑苦しい」という現象である. 暑熱は陽性なので上昇する. 特に暑邪は盛夏にみられるので, 正気や津液の消耗が著しく, さらに熱と湿とが結合すると湿熱を生み, 四診では粘稠状の舌苔を生じる. 泥状便, 全身倦怠感などの症状を発生させる.

梅雨や夏場の雨期にわれわれがよく遭遇する「蒸し暑さ」からくる症状もある.

《美容への影響と代表的疾患》

暑熱は陽性で,上行する性質があり,津液を消耗させる.

多汗,口渇などによる陰液が不足する症状,頭面部に出現するニキビ,吹き出もの,ドライスキン,皮膚炎,顔面紅潮など,美容への影響も大きい.

《四　診》

脈状が数で洪大.

蔵象では五蔵の心と関係するので,暑熱による陽邪は心臓へ負担をかける.

5) 燥：陽性

◆　燥の性質
　　①乾燥性があり,津液を損ないやすい.
　　　1.　口や鼻の乾き
　　　2.　皮膚が乾燥する
　　　3.　ひび割れがある
　　　4.　喉が渇いて水分を欲しがる
　　　5.　皮膚がカサカサする
　　　6.　毛髪に潤いがなくなる
　　②傷肺（デリケートな肺を損ないやすい.「嬌臓」という）.
　　　1.　喘息
　　　2.　胸痛
　　　3.　血痰
　　　4.　粘稠痰を伴う咳

燥邪とは,肌の「乾き」や「かさつき」,「渇き」という現象である.燥邪のもつ性質は,生体において種々の乾燥状態を引き起こす."燥"は蔵象学説の五蔵で肺と関係するため,肺や呼吸器系,大腸に与える影響は大きい.

《美容への影響と代表的疾患》

燥は陽性なので熱のように上昇する性質をもつ.さらに津液を損ないやすく,口渇,喉や鼻の乾き,皮膚の乾燥を生じ,毛髪の艶もなくなる.

燥邪は,口腔や鼻腔より侵入して肺を犯し,その結果,肺の宣発・粛降機能を低下させ,呼吸器系の疾患を発生させる.また,津液を損ないやすく,痰を発生させる.中医学では「肺は湿を好んで燥を嫌う」といわれている.肺は気管粘膜を潤わせ,気道内部を清潔にする機能をもつためであり,美容にも影響を与える.

6）火：陽性

◆ 火熱の性質
　①津液や気を消耗しやすい．
　　1．ニキビ
　　2．津液を損ない肌が乾く
　　3．口唇部の腫れ
　　4．力が入らない
　　5．無気力，倦怠感
　②炎上性，開泄性
　　1．不眠：眠れない
　　2．譫語：うわごとをいう
　　3．神昏：精神不安
　　4．狂躁：イライラする
　　5．心煩：落ち着かない
　③生風，動血しやすい……熱極生風証などがある．
　　1．血尿
　　2．血便
　　3．皮下出血
　　4．吐血

　火邪は，日常よく使う表現にもある，たとえば「体が焼けるような」「口の中が火事のようだ」という現象である．火邪は内因性のものと外因性のものに分類される．内因性のものには，火邪が炎上して頭部や顔面部，咽喉部にまで影響を与える．とりわけ精神障害にみる痰火擾心証は，津液を灼傷して痰を形成し，心を襲ってその神明をかき乱す．この症状が発生すると，意識障害や不眠，狂躁，譫語（うわごと），咽喉部の乾燥，口唇の乾燥，精神疲労が出現する．また，火邪が肝の陰液を消耗させることで，筋や脈絡などを滋養できなくなり，肝風内動を引き起こす．

　肝風の主な所見は，四肢の痙攣，筋硬直，角弓反張，顔面の痙攣，手指がピクピクと動くなどがある．また，高熱に譫語や昏睡などの所見が現れる．絡脈に影響すると，血尿，吐血，鼻血，血便など動血現象が認められる．さらに火邪が血にまで入ると，腫瘍，瘡瘍を起こす．瘡瘍では疼痛や発熱，発赤，腫脹などを局所に認める．

《美容への影響と代表的疾患》

　顔面の紅潮，赤くなったニキビ，口唇の腫れ，額の脂汗，口渇，ドライスキンなどがある．

《四　診》

　　ⅰ　舌は紅く，心と関係するため舌尖部に発赤や紅点などがみられる．
　　ⅱ　頬部の紅色
　　ⅲ　目の充血，歯肉の腫れ
　　ⅳ　脈は数や洪で，実証の症状

　蔵象説では血脈は五蔵の心と関係し，神明や血脈を主るため，精神状態や循環器系の疾患と関わりがある．

Ⅲ．内因／内傷：七情

◆ 精神が疾患を誘発させる七情

自然界の気候の変化が生体に疾患を引き起こす外因（外感六淫）に対して，身体内部に生じる病因を指す．過度の情緒変化は五蔵六府の生理機能を減退させ，様々な症状を訴える（**表2-1**）．

内因（七情）には「喜ぶ」，「怒る」，「思う」，「憂う」，「悲しむ」，「恐れる」，「驚く」の7つの情緒の変化を指す．これらは五志とも呼ばれ五蔵と関わる．五蔵六府に病があれば器質的，機能的を問わず精神状態に波及し，症状を引き起こす（**図2-3**）．肉体と精神は一体であるという考え方をもつ．七情によって誘発された病証が長期化することで，気の鬱滞が長くなり火を形成する．

『臨床指南医案』には，「鬱は気滞を形成し，気滞は慢性化することで必ず熱へと転化する」との記載があり，心理的な要因は人体の気血の流れにも影響する．気は血の帥であり，血は気の母であることよりも，気と血が相互に協調しあっている．したがって，気血の働きが落ちると，蔵府の機能も低下する．

1999年，第52回WHO総会（世界保健機関）において「健康」の定義に，これまでの「身体的physical」「精神的mental」に加えて，「スピリチュアリティspirituality」が追加された．スピリチュアリティは霊性などと訳されているが，その意味の捉え方は国によって異なっている．こころの状態はそのままからだへと波及する．心理的素因により引き起こされる病とともに，貧困や飢餓，戦争による死への恐怖などの人間の魂の叫びをどのように理解するかが今後の課題であるという．

表2-1　神志の異常が人体に与える影響

証　型		病　機	臨床所見
喜傷型	心	気が緩む	心神不安　同じことを繰り返し言う
驚傷型	心	気が乱れる	情緒の乱れ　神志の錯乱　錯語
怒傷型	肝	気逆血乱	易怒　顔面紅潮　嘔血　神昏（めまい）
憂傷型	肺	傷肺	情志の抑鬱　精神疲労　気滞
思傷型	脾	気が結する・傷脾	形体の消痩　健忘　不眠　怔忡（激しい動悸）
悲傷型	肺	気が消える	神気の不足　顔色（血色）が悪い
恐傷型	腎	気が下がる	腎虚　独りになりたがる　不安感

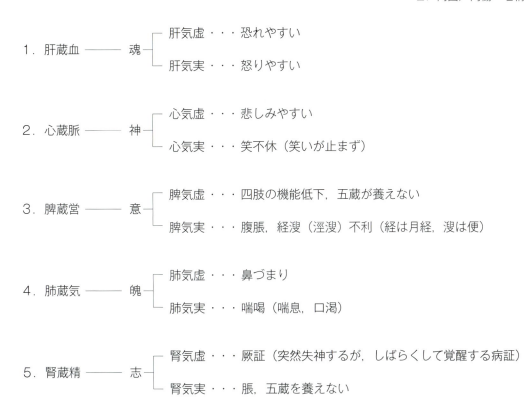

図2-3　五蔵の異常が神志に及ぼす影響　（『霊枢』本神第八より）

1）喜：気緩む

● **血脈が弛緩して心気が緩む**

こころとの関係が深く，"喜"により精神的な緊張がほぐれた状態をいう．病因論においては，「笑う」という動作が過度になると，心気が発散されて収めることができないために，神明（精神・意識）を守ることができなくなる．したがって，集中力などが欠けて，心理的な症状を訴えるようになる．また，欲望が満たされ一定の満足感が達成されたときの"喜"もある．これが過度になると人体にも影響を与える．欲望に対する過度な充実感は有頂天となりやすく，こころに隙が発生し，ふとした油断から身体を危機にさらす．

▼　神志の失調により発生する症状
①表情が暗くなる　②心悸　③不眠　④多夢　⑤狂躁妄動

2）怒：気上がる

● **過度な肝気の上昇に従って血が逆流する**

怒りは肝と関係が深く，抑制しがたい感情である．イライラする，ストレスがたまるなど，日常生活で最もよく遭遇する．ストレスは肝への病証を引き起こし，反対に肝が病むとイライラして，怒りやすい．過度の怒りが肝の疏泄機能を低下させ，肝気の上逆を引き起こし，血も逆気によって昇る．それらの代表的な臨床所見に，頭が脹る，頭が痛い，顔色が赤く，目も赤くなる，などがあり，著しい場合には血を吐き，卒倒や昏迷に陥ったりする．

▼ 疏泄の失調による症状
　①顔の吹き出物　顔面のこわばり　②精神抑鬱　③脇の脹痛　④生理不順
　⑤梅核気（神経症の一つで，咽喉部に覚える異物感のこと）
　⑥煩躁（イライラしてじっとしていられない症状）　⑦ゲップ　⑧イライラしやすい

温故知新　『景岳全書』

「七情傷肝傷蔵而為熱者　総属真陰不足　所以邪火易熾　亦陰虚也」：七情によって肝を傷り蔵を傷って熱をなす．熱のある者は総じては真陰の不足に属し，ゆえに火邪が生じやすい．また陰虚にもなる．

3）思：気結す

● 運化無力により気機が阻滞する

脾と関係が深く，「思いこむ」といった随意的な精神状態より発生する．神経質な人がよく胃腸病になるのは"思"が脾胃に関係しているからである．主に消化器系疾患を中心に発病する．したがって，過度の思慮は脾の運化作用を低下させ，脾気の停滞を引き起こし，胸腹脹満，納呆（胃の受納機能が停滞する症状）や大便が溏（泥状便）となる．

▼ 運化の失調により発生する症状
　①表情は暗い　②ニキビ　③便秘　④消化不良　⑤食欲不振

温故知新　『景岳全書』／『医学入門』

「脾気結為噎膈」：脾気が結ばれると噎膈（嚥下困難）となる．
「過思傷脾」：過度に思いすぎると脾を傷る．

4）憂悲：気消える

● 肺気の減少により意気消沈する

肺と関係が深く，こころが滅入って病んだ状態を指している．憂鬱ともいわれ，長期の憂鬱は呼吸器系に影響しやすいという．過度の憂は肺気を損なうために呼吸が浅く，倦怠感や精神状態にまで影響を与え，表情が暗くなる．

▼ 宣発・粛降の失調により発生する症状
　①顔色が悪い　②短気　③表情が冴えない　④皮膚のかさつき

温故知新　『景岳全書』

「悲哀動中則火起于肺」：悲哀が動くと火を起こし肺へと至る．

5）恐：気下がる

● 腎気不固により気が下に陥る

腎と関係が深く，こころの中が空虚になった状態で，その隙間にものが通り抜けていくことを指す．過度の恐怖は気をもらして（気泄という），腎気不固を起こす．

> ▼ 固摂作用の失調により発生する症状
>   ①表情筋が強ばる   ②顔色が暗い   ③元気がない

6）驚：気乱れる

●腎が志を蔵さないため神の拠り所がない

「ビックリした馬」の状態により名づけられた．突然の驚きは心気を損ない，心気が乱れて神明の戻る所がなく，不安定な精神状態を催す．中医学上，"驚"は心に属す．

> ▼ 安神の失調により発生する症状
>   ①不安神経症   ②表情が硬くなる   ③落ち着きがなくなる

Ⅳ．不内外因：肉体疲労／外傷

◆ 飲食や労倦（過労による倦怠）

不内外因は，外感六淫や内傷七情には属さないものをいう．主に暴飲暴食や過度の労働による疲労，不摂生な性生活，スポーツなどの外傷である．これらの健康を阻害する因子が美容を損ねる．

1）飲　食

① 過食（量の過剰）

食べ物の摂取量や摂取回数が多く，食積や食滞を引き起こす．

② 飢え

エネルギーを補充できないために，正気の不足，気血の不足による抵抗力の減退を引き起こす．

③ 偏食（質の偏り）

栄養のバランスが崩れて陰陽のコントロールができなくなり，肥満を形成する．

温故知新 【五蔵と五味】『霊枢』九針論篇 より

① 肝……酸　　「酸走筋」：酸味は肝に入って筋に走る．
　　　　　　　　「病在筋　無食酸」：酸味には収斂性があるので，筋に病があれば酸の多食は控える．
② 心……苦　　「苦走血」：苦みは心に入って血（脈）に走る．
　　　　　　　　「病在血　無食苦」：苦味には乾燥性があるので，血に病があれば苦味の多食は控える．
③ 脾……甘　　「甘走肉」：甘味は脾に入って肉に走る．
　　　　　　　　「病在肉　無食甘」：甘味には阻滞性があるので，肉に病があれば甘味の多食は控える．

34　第2章　病因を探る

④　肺……辛　　「辛走気」：辛味は肺に入って気に走る．
　　　　　　　　「病在気　無食辛」：辛味には発散性があるので，気に病があれば辛味の多食は控える．
⑤　腎……鹹　　「鹹走骨」：鹹味（しおからみ）は腎に入って骨に走る．
　　　　　　　　「病在骨　無食鹹」：鹹味の軟化性は，堅いものを軟らかくするので，骨に病があれば鹹味の多食は控える．

2）労　倦

①　過　労

過度の労働が長期化すると疲労が蓄積され，気血が消耗して顔色が悪く，消痩などが現れる．

②　心　労

精神疲労が長期化することで心脾を損なって心神が養われなくなる．

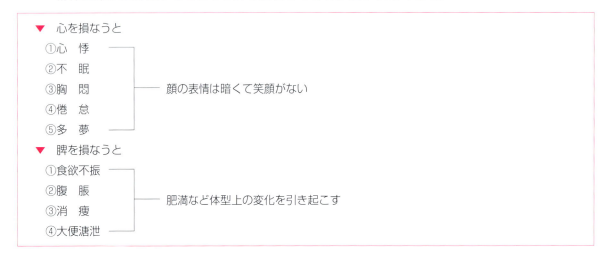

③　房事過多

不摂生な性生活が長期化すると腎精が不足する．

▼　腎精不足
①眩暈
②腰膝酸軟
　男子……遺精　早泄
　女子……帯下　閉経
③耳鳴
④過度の安逸
　・運動不足は気血の運行を妨げ，経気の運行に支障が生じる．
　・脾胃の機能低下を生じて後天の精〔栄養素（源）〕が十分に作れない．

温故知新　　『素問』挙痛論篇

「労則気耗」（労すれば則ち気耗る）：過労によって気は消耗する．
「労則喘息汗出」（労すれば則ち喘息して汗出づ）：過労すれば呼吸は苦しくなり汗が出る．

IV. 不内外因：肉体疲労／外傷　　35

CHECK　五　労　『霊枢』九針論篇より

（過度の安逸や労苦の蓄積により形成する5種類の疲労性疾患）

① 久視（眼精疲労）……傷血　　　　② 久坐（運動不足）……傷肉

③ 久行（過度の運動)……傷筋　　　　④ 久臥（過剰な睡眠）……傷気

⑤ 久立（固定した過度の姿勢）……傷骨

温故知新　『霊枢』九針論篇

「五労 久視傷血 久臥傷気 久坐傷肉 久立傷骨 久行傷筋 此五久労所病也」：久しく視れば血を傷り，久しく臥せば気を傷り，久しく坐すれば肉を傷り，久しく立てば骨を傷り，久しく行けば筋を傷る．これ五つの久労の病むところなり．

3）外　傷

外傷は皮膚や筋肉，血管の損傷により出血や瘀血（**表2-2**）を生じることで美容に影響を与える．

① 打　撲 ┐
② 捻　挫 │
③ 骨　折 ├── 局所の内出血が美観を損ねる
④ 脱　臼 ┘

⑤ 火　傷 ──── 皮膚に痕が残る

表2-2　瘀血形成の因子

① 気虚：推動作用の低下が原因する．
② 気滞：推動作用の低下が原因する．
③ 血寒：寒により気血のめぐりが減退して生じる．
④ 血熱：血が熱の影響を受けて血行が悪くなる．
● 外傷によっては臓器にまで影響を及ぼすケースがある．

■　瘀血が人体に与える影響

不通則痛（通じないと痛む）……固定性の疼痛で拒按

┌── 皮膚組織間に侵入……肌が青紫色，唇，舌，爪が紫暗
│　　腹腔内への侵入……癥瘕積聚
│　　瘀血が散らなくなると……ニキビ，腫塊
│　　瘀血が停滞すると……シミ，刺痛
瘀血内阻 ─┤　皮膚への栄養阻害……皮膚がカサカサ　顔色が黒い
│　　脈絡に入ると……腹部や下腿部の静脈怒張
│　　循経障害……顔色が紫暗（気血が上がらない）
│　　衝任を阻むと……閉経，生理痛，心煩
└── 血脈不利……細渋脈

【瘀血の一般的な所見】

① チアノーゼ……暗紫色

② 疼痛……刺痛 青色

③ 腫塊……青紫色

④ 皮下出血……紫暗色

血の循環障害

■ 痰飲が人体に与える影響

水液代謝の障害により生じる病理産物に「痰飲」がある.

【痰飲による肥満形成】

▼ 粘稠なものを"痰"という.
　　① 有形な痰……気道より喀出されたもの
　　② 無形な痰……蔵府・経絡の内部に停滞したもの. 代表的な症状は, 梅核気, 瘰癧, 痰核
▼ 水様なものを"飲"という.
　　① 溢飲……肌膚（水腫, 無汗）
　　② 痰飲……腸間（腸鳴が生じる）
　　③ 懸飲……胸脇（胸脇部の脹満）
　　④ 支飲……胸膈（喘咳, 胸悶など）

【痰飲病の所見】

① 上焦……めまい, 動悸, 咳, 痰の量が多い, 喉に痰鳴が生じる.

② 中焦……胸悶, 食欲減退, 腹部膨満感, 悪心嘔吐.

③ 下焦……腸鳴.

【痰飲にみる舌脈所見】

①舌苔厚膩　　②脈弦滑

第3章
伝統医学に基づく経絡の流注と気血津液

経絡より蔵府に波及するという考え方
経絡―蔵府説

本章で学ぶ内容

『根本』(核)を調節する

中医学では古代より,からだには12本の経脈と絡脈の存在があるという.これらの経絡は川の流れのように蔵府により作られた気,血,津液と精を全身に輸送している.しかし,高齢,慢性疾患や外部環境の変化,精神的な因子などにより脈中の気血の流れが妨げられ,栄養物質が輸送できず肉体全身の機能活動が衰え,さらに老化が進むことがある.ここでは美容と経絡の働きについて健康面より学ぶ.

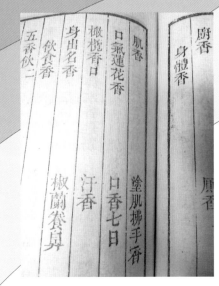

周嘉冑『香乗』に「身体香」の記述がある.「身体香」には現代のアロマテラピーを彷彿とさせる"肌香"塗肌拂手香の記載がある.
(著者撮影)

Ⅰ．からだ全体で診る中医美容学

　経済発展が著しい中国の次世代の産業として，東洋医学による美容・美顔術が多くの女性の注目をあびている．中医学院などの鍼灸養成施設では，美容鍼灸の専門課程が設けられ，中医基礎理論（日本の『東洋医学総論』）程度の知識があれば誰でも学ぶことができる美容コースがあり，鍼灸，マッサージ師等，日本からも多くの人々が速成科コースで技術の習得に日夜励んでいる．本来，鍼灸は，「からだ全体で診る」ことにより疾患の予防や治療にあたることから，美容学という概念は乏しく，古典書籍では養生学の一部として記されている．しかしながら，肌の上に現れるトラブルこそ，実は人体の気血，津液，経絡や蔵府の異変が肌の上に投射された，体表上に現れた病のシグナル反応といっても過言ではない．

　『霊枢』衛気失常篇には「病の色が両眉の間に現れて，薄くてツヤがあると，病は皮にある」（色起両眉薄澤者 病在皮膚）と記され，つまり肌の上に送られてきた反応を観察することで，からだの中の気血，津液や蔵府，また経絡の異常を診るのである．「からだ全体で診る」，そこには皮膚も含まれるため，肌の異変やシワ，ニキビといったものもからだの内側の異変によるものだと考えられている．したがって，鍼灸美容とはからだを内側から美しくすることで外側（肌）を美しく調える，つまり健康に裏打ちされた学問である．

　皮膚には，経脈や絡脈のネットワークが縦横に張り巡らされ，皮部，筋脈，四肢百骸の情報を集約している（図3-1）．そのため，安易に顔面部を巡る経絡のみに美容の焦点をあてるのではなく，全身の経絡循環を考慮して顔面部を知る捉え方が必要である（図3-2）．

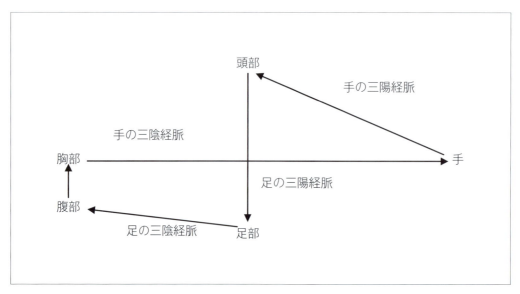

図3-1　十二経脈循環図

鍼灸美容は，中医学基礎理論に記された神，色，形，態を基軸とした美容・三審美，すなわち精神美，容貌美，形体美を追究することにある（図3-3）．"美"の根底には心身の健康がある．

これらの考え方は気血の状態に基づいた身体外部に生じる肌膚，皮毛の変化を説明したものであり，気血の有余や不足を基準に全身を包む陰陽のコントロールを行う．

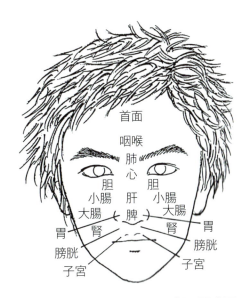

図3-2　蔵府診療のための顔面配当図

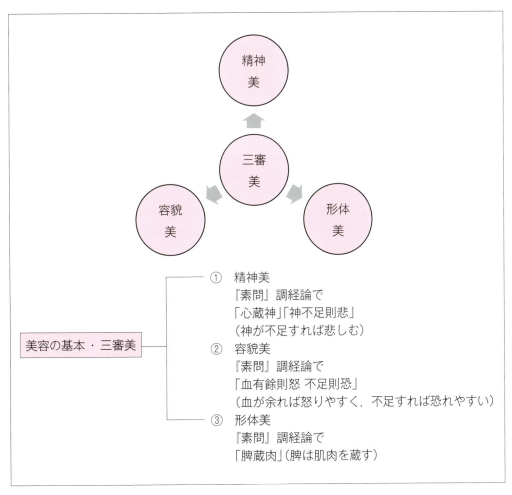

図3-3　中医三審美

CHECK 『霊枢』陰陽二十五人篇には心身の健康と"美"との関係の記載がある

① 体の肌肉が豊満で潤沢なのは，血気に余りがある．
② 肥えて潤沢でないのは，気に余りがあり血が足りない．
③ 痩せて潤沢でないのは，気血がともに不足しているからである．

心と肉体の調和が乱れると顔面部の表情筋に影響を与えて容貌を変化させる．飲食の乱れが長期化すると正常な体形が崩れて歩行などに支障をきたす．

1）伝統医学に求められる鍼灸の美容

「美」を鍼灸に求めて治療院の扉を叩くクライアント（依頼者）の数は年々増えている．しかしながら，最近，筆者はあることに思惑する．それは鍼灸師が"はり・きゅう"という道具を使って施術することと，鍼灸が東洋の伝統医学・哲学に裏打ちされた法則性に従って施術することとは異なるところである．

現在，「美容鍼灸」とよぶ鍼灸師は多いが，本来は「鍼灸美容」という表現が最も適切であろう．伝統医学的な手段の一つである鍼灸を用いて「美しくなる」というのを本来の目的とするのが「鍼灸美容」である．「美容のための鍼灸」では"はり・きゅう"の術式以外で，家庭でも手軽に使える，低周波健康器具が市場に出回っているために，一般の消費者は「市販の美顔器が，価格がお手頃で使いやすく，場所を選ばずにどこででも使える」という，代替品でよいという声がある．そこには鍼灸学が目指す本来の趣旨が十分に理解できないことに懸念が残る．鍼灸は中国伝統医学のなかの一つであり，

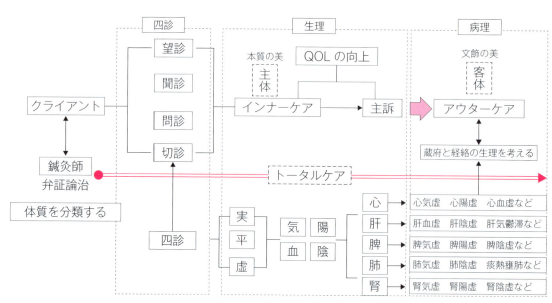

図3-4 テーラーメイド医療としての鍼灸美容
四診による気血，蔵府，経絡上の病的変化が美容へと波及すると考える．体質や症状の改善を主体とし，局所に現れるシワ，しみなどの美の阻害因子を客体として捉える．
（王財源著「日本における美容鍼灸の現状」『日本伝統医学テキスト鍼灸編』平成22・23年度，厚生労働科学研究費補助金「統合医療を推進するための日本伝統医学の標準化」研究班，2012年，260頁の図8を引用）

そこに根付く「形神合一」等々の東洋思想には，目映いばかりに鍼灸美容との接点がみえ，中国古来よりの伝統文化が息をひそめている．装飾美容や医療美容は，中国における王宮文化の象徴であり，富と名声を手に入れた者のみ，心理的にも身体的にも満足感を得ることができるものであった．ゆえに，筆者は「美容鍼灸」との表現は避け，「鍼灸美容」なる用語で統一したい．そして，可能な限り「鍼灸美容」という言語を用いて伝統医学を軸足とした鍼灸における「美」の構築を提言する．

2) 美容と気血津液

中国の「養生学」には古来より，心身の健康を維持させる方法として，自然界の気を体内に取り入れる．そして大地の"気"を養分として育った穀物中の穀気（水穀の精微）を食することで，長寿，延命を保つという考え方があった．とりわけ水穀（水と穀物）は，気血を生成するために欠かすことができない栄養物質であり，気血は身体の働きと連動して，絶え間なく全身に流動している（図3-5）．

肌の張り，顔の血色，艶などは気血，津液などが経絡という通路を介して肌の上に生じる血色反応である．血は栄養物質として局所を養い，津液は肌の艶となって美しさを保つ．特にここでは，気は生理的な営みを円滑に行うための潤滑剤として働く．気は血を運搬して肉体の成長や活動を促進させ，体温を保持し，発汗や尿の生成にまで関与する．つまり，気はあらゆる物質の活動源であり，元気の有無が美容と結びついているのである．

しかし，先にも述べたが，激しい情緒の変動は人体の気血の流れに乱れを引き起こす．たとえば，過労による疲労の蓄積や，家庭や職場での心配事は精神不安を引き起こす．その結果，肌荒れが強くてカサカサするという症状が出現する．このような症状は，すでに気が消耗を受け，あるいは気の活

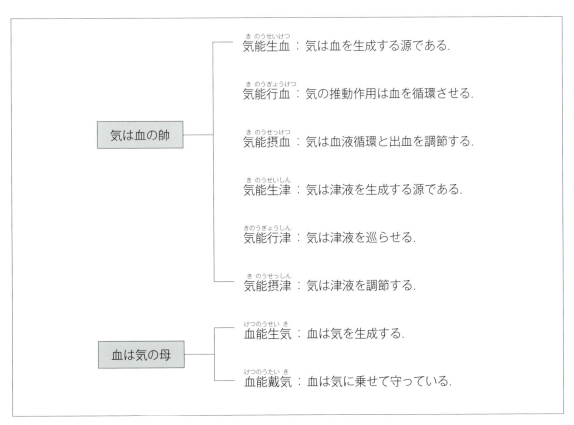

図3-5　気と血の関係

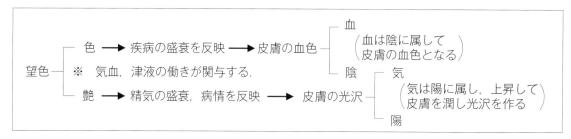

図3-6　体表に出現した皮膚の色の浮き沈みや清濁などを診る

動停滞によって血にまで乱れが波及したことを意味し，その結果，瘀血を生じて経絡がつまる．このことにより，顔面部にシミやクマが形成されると考える．

本来，存在するべきはずの体内のエネルギーが失われて，気の働きが十分に発揮できなくなると，さらに二次的な愁訴を引き起こす要因となりかねない．無論，元気を回復させることは重要であるが，五蔵の活動を促して気血循環を正常な状態にまで回復させることは容易なことではない．そこでその解決方法の一つとして，「肝」の疏泄作用と「心」の推動作用と「肺」の宣発・粛降作用を促進させて，気血の流れが中途で道草をしないようにする．気血が全身にうまく流れると，その結果，血虚の症状が改善されることで肌の色や毛髪にも変化を与える．

また，艾条灸（棒灸，第4章）を用いて経絡を温め，「寒」を除いて「陽」を補うことで気の流れを促し，血を活性させ，顔面の潤いを保つ．したがって，経気の改善を高めることで肌の滋養を得ることができるようになる．

『霊枢』五色篇には，「五色は顔の決まった部位に見られるが，色ツヤの浮沈を観察することによって病の深浅がわかる．すなわち色のツヤと暗さから，病の予後の良し悪しがわかる」（五色各見其部 察其浮沈 以知浅深 察其澤夭 以觀成敗）と述べられている（図3-6）．

すなわち，体表面に現れる血色や艶，潤いは血脈の停留によるため，蔵府機能の病変を改善させることと深く関わっているという．体表に出現する"色"は精神の状況を映し出し，肉体の内部から外部へと体内情報が伝達された現象でもある．すなわち"色"には肉体という物質的側面，つまり唯物観が含まれていると考える．したがって"色"と"心"は一体であり，不二であることが古代インドや中国より現代に受け継がれている生命観の一つである．

『医門法律』望色論には「色は神の旗であり，神が旺盛になると色も旺盛となり，神が衰えると色も衰える．神は色を蔵し，神の状態が露出すると色もまた露出する」（色者 神之旗也 神旺則色旺 神衰則色衰 神蔵則色蔵 神露則色露）とある．すなわち神気が旺盛であれば色が旺盛で，神気が衰えれば色も冴えないという．精神がおだやかであると，さらに元気が充実することが血色のよい健康状態を維持し，結果的に肌もきれいになるという．

これら「望色論」にある身体上に現れた肌の色（気色）の変化は，それぞれの病巣部位を表す指針となるものである．前述した『霊枢』衛気失常篇でも，体表に現れる色の変化について次のような説明が載る．

「唇に青，黄，赤，白，黒の色の変化が現れると，病は肌肉にある」（唇色 青 黄 赤 白 黒者 病在肌肉），「目に青，赤，黄，白，黒の色の変化が現れると，病は筋にある」（目色 青 黄 赤 白 黒者 病在筋）との記述からも，ここでも身体に現れる色の様子により肉体上の病的な変化が視覚でも容易に

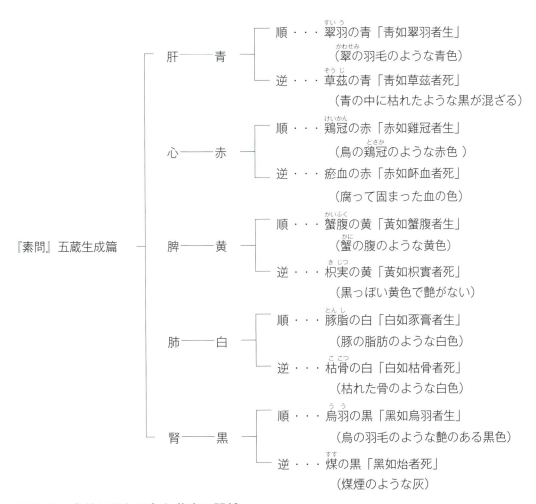

図 3-7　身体に現れる色と蔵府の関係
順は正気が満ちて色艶があるものをいう．逆は正気を失い色艶がともに枯れた状態のものをいう．

確認できることを示している．また『素問』五蔵生成篇に皮膚の潤いや色の順色や逆色による色の違いが記される（図 3-7）．

3）美容に影響を与える因子

(1) 六　淫

　第 2 章で美容のトラブルには，当然，飲食物の摂取が関係するが，その他の因子としては自然界の変化による六淫と，心理的な要因となる七情の働きである．なかでも六淫は美容にもっとも強い影響を与える．その代表として風邪と熱邪がある．風邪は六淫中では主な発病因子であり，他の外邪（寒，湿，燥，熱，火）を先導して病を生じるとされている．そのため前述した『素問』にも，「風は百病の始なり」と記されている．

　第 2 章にも述べたが風邪の特徴は，遊走性，上行性を持ち，人体の頭部，面部と皮膚表面と陽経に侵襲する．風邪により面部と皮膚が侵されると津液が巡らないので，皮膚を滋養できずに顔にシワが発生し，皮膚は粗く亀裂が生じたりする（図 3-8）．

　また，経絡循環の停滞を引き起こすことで，肌の栄養が十分に行われないために扁平疣やホクロが

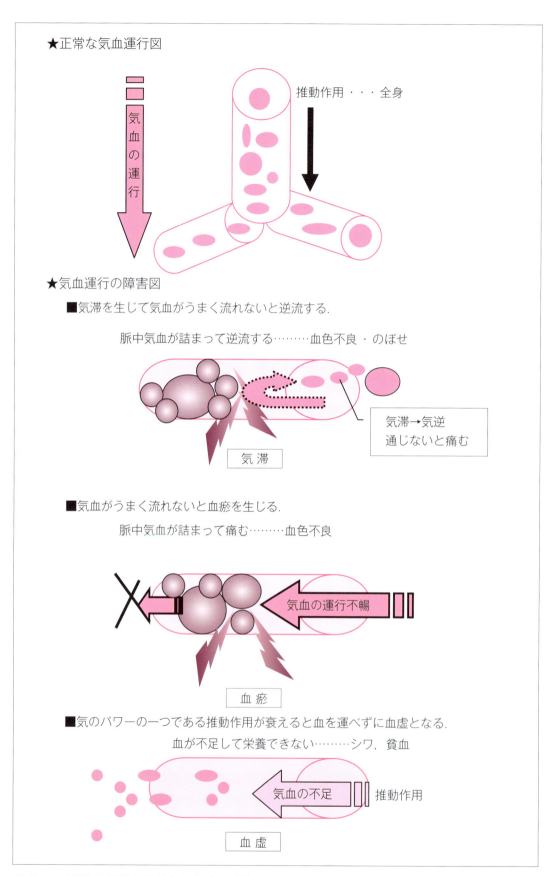

図3-8 正常な状態と比較した気血の運行図

生じ，風と熱が結合して上部に移行するとソバカスや赤鼻になりやすく，風と湿の結合は湿疹や癬症（神経性皮膚炎）を生じる．『素問』調経論篇をみると「寒湿が人体を傷ると，どのような症状が現れるのか」という黄帝の質問に対する岐伯の答えが記されている．

岐伯は「寒湿の人に中るや，皮膚収せず，肌肉緊緊し，栄血泣り，衛気去る．故に虚と曰う．虚なる者は聶辟して気不足し，これを按ずれば則ち気をして足らしめて以てこれを温む」（寒湿之中人也 皮膚不収 肌肉堅緊 栄血泣 衛気去 故曰虚 虚者聶辟気不足 按之則気足 以温之故）．

すなわち寒湿が人体を傷ると，皮膚は収縮能力を失い，肌肉は堅く引き締まり，そのために営血の流れが滞って，衛気が散失する．虚証であれば，皮膚にしまりがなくシワができ，衛気は不足する．これを按じると気は充足されて温かくなる．外邪が美容に与える被害を考慮しておく必要がある．

(2) 紫外線

ここで，現代人の皮膚への紫外線の影響について強調しておきたい．すでに自然界の崩壊や地球温暖化という，人類がかつて遭遇することがなかった課題に直面している．その中でもオゾン層の破壊は深刻である．以前は日光浴とも呼ばれたが，今では有害とされ，外気浴と呼び名が変わった．紫外線対策は子どもの頃から入念なチェックを施す必要がある．美容学においても同じように，紫外線の被害を安易に避けては通れない．過度の紫外線の吸収はシミ，シワを作りやすく，さらに最近では，UVBだけではなくUVAによる光に起因する皮膚癌の発生が皮膚科では指摘されている．日傘やサングラス，サンスクリーンなどを用いて過度の紫外線に対して防御対策を行うことが薦められている．

UVBは日焼け後の色素沈着を引き起こす波長帯であり，UVAは日焼け作用が弱いが，真皮の深層部に達しやすいため，慢性化することで真皮の線維成分の変性によって，皮膚の張りを失い結果的にシワやたるみを生じさせる原因となる．紫外線は皮膚の老化を促進させるので，光に対する万全な備えが現代人の美容には欠くことができない．

(3) 精神・情緒・ストレス

情緒的な変化はすべて表情や声，行動に現れる．嬉しいときには満面笑顔になり，気持ちが沈むと顔色が暗くなる．悲しむと精気が抜き取られたような心配顔になり，心配しすぎると眉間にシワが生じる．表情は些細な感情の反応により外見上に現れ，美容にも大きく影響する．中医学でも「笑いは心の声・喜は心の志」という．笑いは気持ちが愉快であることを示し「心は神を主り，血脈を主る．その華は面に在り」とあり，喜び笑うことで心気の調和がとれ，血の流れを促進させる．このことで顔色は赤くなり，肌は潤っていきいきとしてくる．現代医学的にも，笑うことで筋肉や肌の血行が促進されて，皮膚の弾力が増強する．

したがって，情志の変化は顔面に現れる．特に顔は表情を作るため，苦しみが長く続くと，悲しみの様相が表情筋にも現れ，ほっておくと全身の筋や肌へと波及する．たとえば「しばしば驚き恐れる人は，経絡の血気が凝滞し，皮膚が痺れ麻痺する症状が発生する（形数驚恐 経絡不通 病生於不仁）」『素問』血気形志篇，「肉体は楽だがこころが苦しい人の場合，病は多く経脈に発生する（形楽志苦 病生於脈）」『霊枢』九針論篇と，『黄帝内経』には，このような肉体とこころの動きについての記載がある（図3-9）．

さらにストレスは生活環境の中に常時存在している．ストレスには心理的ストレス，細菌による生

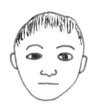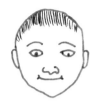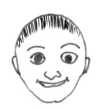

笑顔を作る表情筋には大頬骨筋，口輪筋，眼輪筋などがある．

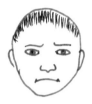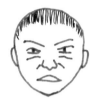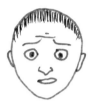

笑顔を抑制する表情筋には皺眉筋（目の笑いを抑制），口角下制筋などがある．

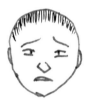

笑いは頬の筋肉を動かして，顔面静脈などが収縮され，脳から心臓へ戻る血流量が増加するという．

図 3-9　心の変化と顔面部の表情筋の変化

物的ストレス，冷えや熱が加わることで生じる物理的ストレス，薬品などで生じる化学的ストレスなどがあるという．もともとストレスは，物理学の分野で，「物体のゆがみ」を象徴する用語であったが，現代では，外部からの刺激によって生体に出現したゆがみや変調であるとされ，生物学また医学にも用いられている．これらのストレスは，感情を左右させ，顔の表情となって現れ，快や不快などを伝えるための手段となってきた．一般的に顔のシワ，たるみは，最もよく動かす皮膚に生じやすいという．そのために表情筋の動きにかかわる表情ジワや，表情筋そのものが弛緩して生じるたるみとして発生する．

したがって，シワ，たるみの改善方法としては，皮膚や表情筋を縮めさせて引き締めることにある．また，笑っているときには横隔膜が上下に運動するため，腹筋が強く動くことにより，血中の糖分や中性脂肪の燃焼で，より痩せやすくなり，さらにセロトニン（不足すると喜怒哀楽が激しく起こる）の数値も高くなる．

4）十二皮部と美容

(1) 体表は五蔵の鏡

　十二皮部とは体壁を表し経絡と結びつく.『霊枢』衛気失常篇に「皮膚の部は四肢に現れる」と記され，人体の表面は五蔵六府の異常反応を映し出す鏡であるという．これは蔵府が経絡を介在させることで，皮膚表面部に色や艶，また，皮膚における緊張となって出現する．さらに中医学では，これらの皮膚に出現する反応帯を陰と陽に6区画ずつ分割し，陰と陽の六経と関係を生じているという．それを十二皮部と呼んでいる（図3-10）．

　十二皮部には，全身に流れている12本の経脈が6区画に面として分割される．そこに五蔵の異変が投射され，体色の変化やシミ，シワとなって出現する．このような十二皮部の反応は中医診断学の望診法を用いて確認ができる．

　美容のための望診の主な目的は，人体の表面に発生する様々な反応を診ることにある．それは神（生気），色，形，態の観察による，体内の変化を診察することにある．美容学における神，色，形，態は表情筋や顔面の色艶となって現れる．したがって，人体表面の皮膚と五蔵六府には緊密な相関関係があり，特に顔面部や舌部は蔵府との関係が深く，体表面の観察によって全体の病変が把握できる利点がある．『霊枢』本蔵篇に「外に現れた反応をみることで，五蔵の異常を知り，病の場所が特定できる」としている．このように皮膚表面に反応を示すことから十二皮部という．

　蔵府で生成された精気は十二経筋や十二皮部を通過して気血を巡らし，筋肉や皮膚に栄養を与え，張りのある皮膚や艶をかもし出す．したがって，十二皮部は五蔵の気を体表面に映し出すための鏡である．『素問』皮部論には「皮膚の部分について知ろうとするなら，経脈の循行部位をその手がかりとする」「およそ十二の経脈や絡脈は皮膚の部分にある」とある．すなわち，蔵府の反応は十二経絡経筋を貫通して皮部へとつながり，皮部は蔵府の反応を受けるだけではなく，経絡の病変も皮部上に伝達する仕組みをもつ（図3-11）．

　12本の経脈と絡脈は督脈と任脈の2つの脈を介して，体内の情報を全身に投射する．経脈の経とは

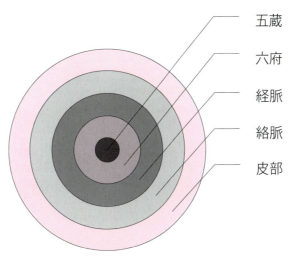

図3-10　蔵府（深層）と経絡（浅層），皮部（表層）との位置関係

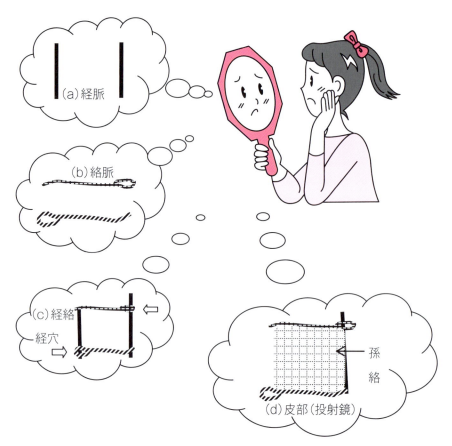

図 3-11　経脈と絡脈が作り出す，皮部との関係

縦糸を指し (a)，縦の線のことである．この縦の線に絡みついたものが絡脈 (b) である．上下に流れる縦の線，それに絡みついた所が点，つまり経穴となる (c)．この経と絡は気候の変化により生じる風，寒，湿，熱などの外感六淫や，怒り，悲しみ，恐れ，憂う，驚きなどの情志による七情の乱れ，さらに飲食や日常生活が乱れることにより，全身に網羅された経脈と絡脈を緩ませたり，あるいは緊張させて締め付けたりする．この弛緩と緊張の繰り返しが，皮膚の緊張やたるみとなって現れる (d)．

単純に解説すると，身体には経穴という無数の点が散在している．この散在する点は互いに他の点と結ばれて縦 (a) と横 (b) の線を作りあげる．これが経絡である．次に縦横の線と線の間では面を作り (c)，この面 (d) が病態を映し出す投射鏡として映しだす役割を果たす．それぞれ異なった性質をもつ縦糸と横糸の線は，体表では経絡として機能し，体内では五蔵六府とつながって体内情報を伝えている．また反対に，環境による著しい変化を，人体の表層部にある皮部が受け止めて，その信号を体内へと伝える受信システムが形成されている．

(2) 経絡の流れと中国武術

『黄帝内経』は経絡のシステムよりも，むしろ"気"に対する考え方を論述した書物である．脈気の流れがいまの経絡説を構築するうえでの基盤となり，当時の中国医学にも反映した．戦乱時においては，戦闘による兵士らの負傷を治すために，医術も武術家らの手によって施されていた．そこでは薬草や鍼灸による治療が行われていたという．古来，中国医学は丹田修行を重んじた武道などの中国拳法との共存のもとに発展してきた痕跡がみられる．武道の修行法には，脈気の流れを意識した武術が

行われている．その代表に武當太極拳があり，日本でも多くの武術愛好者たちが学んでいる．敦煌莫高窟では，釈迦が"気"を操作している興味深い壁画が遺されている．これらのことを考えても，いわば今でいう経絡現象（循経感覚伝導現象）などをもとに，経絡線が後代において経験的に描かれ，脈気の流れとして線状に示されてきたのであろう．

『漢書』藝文志（BC.32〜92）によると「医経は，人の血脈，経絡，……箴（はり），石（石ばり），湯（せんじ薬），火（灸）の施す所を用いて……」とある．古代中国においては，明らかに経絡と血脈の2つに分類され，経絡と血管とは異なった存在として認識され，治療が施されていたのである．

5) 乱れる気血津液

(1) 人体の源泉——気血，津液，精

人体は三焦の活発な働きをより強く受けることにより，気血津液が全身に送り届けられる．しかしながら，気温や湿度，また，激しい情緒の乱れや蔵府の活動が減退すると，気，血，津，液の代謝障害により病理的な変化を発生させる（図3-12）．

『霊枢』五癃津液別第三十六には「津液もまたその好みに従ってそれぞれの経路を行く．それゆえに，三焦よりその気が送り出されて，肌肉を温め養い，皮膚を充実させることができる．これを津という．留まって巡らないものを液という」とあり，気，血，津，液，精のもつ各々の生理的な働きにより，肌肉を温めて皮膚を栄養しているという原則は，中医美容でも欠かすことのできない考え方である（図3-13）．

また，精は血を生成するうえでの原料であることから，『霊枢』経脈第十にも「人が懐胎する始めは，男女が会って精が成り，その後に精から発育して，脳髄が生じる．その後で暫時人体が形成され，骨が支柱となり…(中略)，皮膚が堅くなって，毛髪が成長し，人の形が完成する．出生の後，水穀が胃に入って，変化して精微なるものを生成し，脈道は内外を貫通して，血気が脈中を止むことなく運行できるようになる」と，体表面の皮膚や毛髪また骨格の形成にまで精が関係していることを強調している．このように，気，血，津，液，精が，人体を作るための源泉であるとされている．

気の生理的な働きには推動作用，防衛作用，固摂作用，気化作用，栄養作用，温煦作用があげられる．また，これら気の運動障害を気機不暢と呼ぶ．気機不暢は主に5つに分かれる（表3-1）．

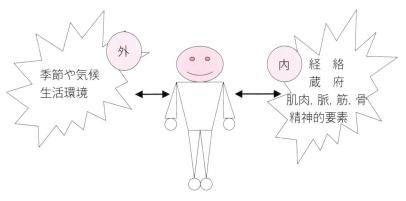

図3-12　整体審察原理の略図
中医美容学の基礎は内外という捉え方で全身をみる

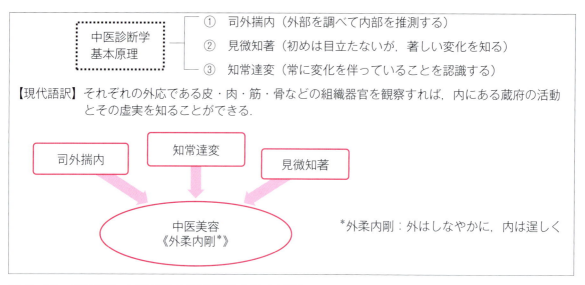

図3-13 美容学にも通じる中医診断学の基本原理

表3-1 気機不暢（気の生理的な働きが狂って生じる現象）

① 気滞：気の運行が妨げられて局所に滞りが生じたもの．
② 気逆：気の流れが逆流したもの．
③ 気陥：気の運動が妨げられて必要以上に下降したもの．
④ 気結：気が運動しなくなって停止した状態のもの．
⑤ 気閉：まったく運動をしなくなり気の流れが閉ざされた状態のもの．

(2) 美容の原点——外柔・内剛の調和

中国医学の基本的な考え方について，繰り返し述べてきた．その基軸は体の健康や若々しさを保つための生活養生法であり，"柔"と"剛"の調和である．中医学ではこれを「外柔内剛」と呼ぶ．その意味は「外はしなやかに，内は逞しく」という『易経』の考え方であり，体内の五蔵六府や気，血，津液，精，さらに情志の働きと，体表の肌膚や五官，生活習慣との調和と統一を目指すことにある．柔は「柔軟」のことで，血管や皮膚，関節の柔軟性にある．剛とは「壮骨」「温中」のことで，「壮骨」は骨を強くする．「温中」は内臓を温めて五蔵の働きをより活発にすることである．両手足，五官，皮膚，筋肉の動きにより気血が全身を潤し，気色，血色が改善されることにある．

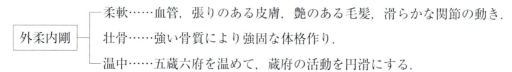

中医学は古代の哲学を基盤に，古代の人々の憧れである不老長寿の養生法として発展を遂げ，鍼灸，薬膳にまで影響を与えたのである．今日，われわれの日常生活にも，身体の調和を唱えて無数の健康法や，自然食品，徒手療法が広く普及しているが，その情報は混乱している．

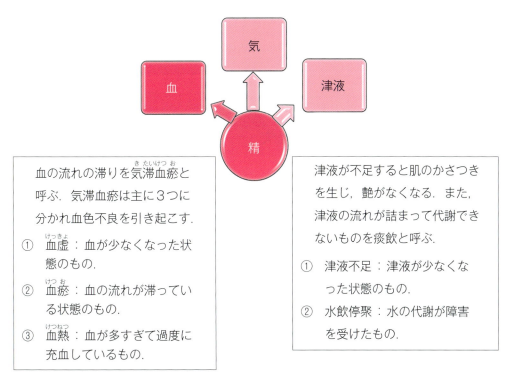

図3-14 気，血，津液，精は人体に不可欠な4大要素

(3) 陶弘景の"気"と美容

　いくら美しくなることを願望しても体の老化と肌の衰えから逃れることはできない．中国南北朝時代の陶弘景（456〜536）が著した養生理論書である『眞誥（しんこう）』運題象篇の中には「真一を守ることに懸命な人は，一年間それを実践すると，頭の白髪はなくなり，禿げたところにも黒髪が更めて生じる」*とあり，「養形」つまり容姿や容貌を若々しく，美しく保つための秘訣は"真"（気）を保持して漏らさないようにすることであるとしている．このように健康を維持するために考えられてきた「治未病」の概念や養生法は，『黄帝内経』の"気"の思想と深く結びついていて，若々しさや美しさを作るうえで欠かすことができないものである．

　さらに「顔は精神の庭，髪は脳の華，心に悲しみがあると顔はやつれ，脳が衰弱すると髪は白くなる．だから，精気の根源が内部で失われ，丹を失い津液が枯渇する．私には若々しい童顔を保つ経典，白髪を黒髪にもどす方法がある．精気は肉体の神，視力は身体の宝である．苦労が多ければ精気は消散し，あくせくし過ぎると視力も消散している．だから気力が衰えるにつれて老いが訪れ，ついに耄碌してしまうのである．私は精気を増益する法を知っている」とある．精気を練って保つことが，人身の容姿容貌の衰えを防ぐのに，極めて深い関係にある（図3-14）．

　気，血，津液，精の損耗は，肉体的な日常動作に変化を引き起こし，美容上にも著しい影響を与える．前述したように気は血の帥（すい）とし，血を生じ血をめぐらせ血を調節する．血は気の母で，血は気を載せて気を養う．すなわち，気血間で相互に転化できる仕組みをもっている．とりわけ"気"の生理的な働きに狂いを生じたときの治療方法としては，補気（気を補う），理気（気を整える），調気（気

---

*現代語訳は石井昌子：眞誥．明徳出版社，1991．訳は吉川忠夫，麥谷邦夫・編：眞誥研究．京都大学人文科学研究所研究報告，2000より．

を調節する），利気（気を配る），行気（気を巡らせる），降気（気を降ろす），破気（気を破る），納気（気を収める），などがあげられる．特に納気は，自然界の気を体内の奥深く取り入れる働きで，肺の粛降作用により呼吸運動を助ける．しかし，活動が鈍ると血や津液の働きも同時に衰え，いずれは人体そのものの"気"が消耗する．

(4)『霊枢』にみる気血津液，精の喪失

気，血，津液，精のいずれかが失われると，次の症状が現れる（『霊枢』決気篇第三十より）．

① "精"を失ったことで現れる症状．

精が大量に消耗すると，人の耳は聞こえなくなる（精脱者 耳聾）．

② "気"を失ったことで現れる症状．

気が大量に消耗すると，目が見えなくなる（気脱者 目不明）．

③ "津"を失ったことで現れる症状．

津が脱けると，腠理が開き，大量に汗が出る（津脱者 腠理開 汗大泄）．

④ "液"を失ったことで現れる症状．

液が大量に消耗すると，関節の屈伸が不自由になり，顔の色艶が衰え，脳髄が減少し，すねが瘻_{うず}き，よく耳鳴りがする（液脱者 骨属屈伸不利 色夭 脳髄消 脛痠 耳数鳴）．

⑤ "血"を失ったことで現れる症状．

血が大量に消耗すると，顔の色は青白く，やせ細り元気がなく，最後に脈象も空虚となり，力強さが衰える（血脱者 色白 夭然不沢 其脈空虚）．

これらの論述から，地の気を吸収して生成した五穀よりの恵みでもある，気，血，津，液，精が人体の皮膚や筋脈を滋養して，四肢百骸に順調な活動能力を提供していることがわかる．これらの物質が失われると，体が痩せ細り，血色が落ち，体の動きが鈍って，活動能力の低下を招く．さらに身体機能が衰えると，顔の表情はゆがみ，唇や顔全体の血色が衰えて，暗く重たい雰囲気を形成する．

6)『霊枢』にみる気血の盛衰と体形・体色

『霊枢』陰陽二十五人篇第六十四には，「五行の相生・相剋関係に基づく，形と色との相剋現象がある．さらにこれに年齢が加わると，病邪によって必ず発病する．もし治療を誤ったりすると生命の危機も免れない．形と色のバランスが取れていれば，気質は調和しており，健康である（形勝色 色勝形者 至其勝年加 感則病行 失則憂矣 形色相得者 富貴大楽）」とあり，五行の相生，相剋に，エネルギーの調和が乱れることによる，形体と皮膚の色との間で生じる生理的な関係について論述している（図3-15）．さらに経絡循行と気血の盛衰を，人体の肥痩，毛髪や爪の形成や発育成長についてまで，それぞれタイプ別に分類しているので提示する．

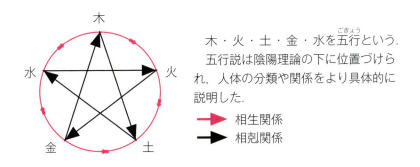

図 3-15　五行間の相生と相剋関係

《経絡循環と体表気血の関係》
気血の循行は経絡内部の気血運行を促して，全身の体表面に現れる．

足の陽明経脈

①　上部を循行する足の陽明経脈に，血が充足していれば，両頬のひげは美しく長くなる．血が少なく気が多ければ，ひげは短くなる．気が少なく血が多ければ，ひげは少なくなる．血気がともに少なければ，両頬にはまったくひげが生えず，口角の両側にシワが多くなる（足陽明之上　血気盛則髯美長　血少気多則髯短　故気少血多則髯少　血気皆少則無髯　両吻多画）．

美容：顔面に通じる足陽明胃経は，口，鼻の外側部を通過するために，この経脈の気血の盛衰が両側の口角部のシワとなって現れるという．

②　下部を循行する足の陽明経脈に，気血が充足していれば陰毛が美しく長くなり，胸部にまで達する．血が多くて気が少なければ，陰毛は美しいけれども短く，臍部までしか達していない．…（中略），血気がともに少なければ，陰毛が生えず，生えたとしても甚だ稀少で，枯れて憔悴しており，さらに痿・厥・痹などの病を患いやすくなる（足陽明之下　血気盛則下毛美長至胸　血多気少則下毛美短至臍……血気皆少則無毛　有則稀枯悴　善痿厥足痹）．

美容：下肢に循環する足の陽明経脈は，五蔵六府の海，穀海であり，ここでは下部を循環する気血の盛衰が下肢の運動や発毛を促す．気血の不足が痿証や痹証などを招くと，痛みのために顔面の表情筋に歪みを生じる．

足の少陽経脈

③　上部を循行する足の少陽経脈に血気がともに少なければ，ひげは生えない．寒湿の邪に感受すると，すぐに痹証，骨痛，爪が枯れるなどの証が現れる（足少陽之上　……　血気皆少則無鬚無　感於寒湿則善痹　骨痛　爪枯也）．

美容：気血は人体を温めて，肌膚皮毛を養い紅顔華麗な表情を形成する．しかし，寒邪を受けるとその収縮性により肌肉，毛孔は閉ざされ，さらに気の巡りが停滞して血瘀を生じる．湿邪を受けるとその重濁性のために身体の倦怠感が強まり，下注性による下肢の浮腫を生じ，寒と湿との結合によって気血の流れが妨げられ，四肢の寒冷により皮膚が乾燥する．

④　下部を循行する足の少陽経脈に，気血が充足していれば，脛毛は美しく長く，外踝付近の肌肉も豊満である．血が多く気が少なければ，脛毛は美しいけれども短く，外踝部の皮膚が硬く厚くなる．血が少なく気が多ければ，脛毛も少なく，外踝部の皮膚も薄く軟らかい．血気がともに少なければ毛が生えず，外踝部も痩せて肌肉がなくなる（足少陽之下　血気盛則脛毛美長　外踝肥　血多気少則脛毛美短　外踝皮堅而厚　血少気多則脛毛少　外踝皮肉薄而軟　血気少則無毛　外踝痩無肉）．

美容：下肢を巡る足の少陽経脈に流れる気血は，美脚を作るうえで気血の補充を受ける．血は毛を育て，気は皮を養う．よって，気血が適度に充足していれば皮膚が軟らかく，不足すれば皮膚の硬さも増す．下肢の気血が不足すれば寒邪により凍傷を生じやすくさせ，足の爪甲が硬く白くなる．

足の太陽経脈

⑤　上部を循行する足の太陽経脈に，気血が充足していれば，眉毛は麗しく長く，眉の中に毫毛が生えてくる．血が多くて気が少なければ，眉毛は枯れて憔悴し，顔に細やかなシワが多く現れる．血が少なく気が多ければ，顔面部の肌肉は豊満である．気血が調和していれば，顔面がきれいになる（足太陽之上　血気盛則美眉　眉有毫毛　血多気少則悪眉　面多少理　血少気多則面多肉　血気和則美色）．

美容：頭部に巡る足の太陽経脈に流れる気血は，紅顔華麗な顔面を作る基本となるので，気血の補充が不十分であれば，肌膚は枯れてシワが多く現れ，気血がともに充実していると顔のシワはできにくい．

⑥　下部を循行する足の太陽経脈に，気血が充足していれば，足跟部の肌肉は豊満で堅実である．気が少なく血が多ければ，跟部の肌肉は痩せ，甚だしいときは肉がなくなる．気血がともに少なければ，転筋や足跟部の痛みなどの症状を起こしやすくなる（足太陽之下　血気盛則跟肉満　踵堅　気少血多則痩　跟空　血気皆少則喜転筋　踵下痛）．

美容：足の太陽経脈に気血が流れると足腰がピンと伸びて，歩き方もきれいにみえる．しかし，気血の流れが悪くなることで筋のツッパリなどにより歩行に痛みを生じさせて歩き辛くする．

手の陽明経脈

⑦　上部を循行する手の陽明経脈に，気血が充足していれば，口ひげは秀麗華美である．血が少なく気が多ければ，口ひげはみすぼらしく艶がない．血と気がともに少なければ，口ひげは生えない（手陽明之上　血気盛則髭美　血少気多則髭悪　血気皆少則無髭）．

美容：顔の口もとへとのびる陽明経脈の気血により，艶のある口ひげを作る．もし，気血が十分に補いきれない場合には，口の周辺の血色は衰え，口ひげの艶も失われる．

⑧　下部を循行する手の陽明経脈は，気血が充足していれば，腋毛がきれいで，手の魚部（魚際あたり：拇指球筋）の肌肉がいつも温かである．気血がともに不足すると，手の肌肉が痩せて冷たくなる（手陽明之下　血気盛腋下毛美　手魚肉以温　気血皆少則手痩以寒）．

美容：美しい手を作るのは手の陽明経脈の気血である．気血の流れが充足すると，手指は温かく潤いのある手となり，爪甲にも艶がでる．もし，気血が不足すると手指の肌肉は痩せて冷たくなる．

手の少陽経脈

⑨　上部を循行する手の少陽経脈に，気血が充足していれば，眉毛は美しく長く，耳部もきれいで潤いがある．血気がともに少なければ，耳部は焦げ枯れたようで艶がない（手少陽之上　血気盛則眉美以長　耳色美　血気皆少則耳焦悪色）．

美容：上肢を巡る手の少陽経脈の気血は目尻や耳介周辺部に流れ，眉毛や耳に潤いと艶を与える．もし，気血が流れなければ眉の周辺は枯れて目尻のシワが目立ち，耳の周辺の艶が衰え，聴覚機能にも影響する．

⑩　下部を循行する手の少陽経脈に気血が充足していれば，手の肌肉は豊満で，常に温かみがある．気血がともに不足すれば，手の肌肉は痩せて冷たくなる．気が少なく血が多ければ，手の肌肉が痩せて絡脈が多く現れてシワが目立つ（手少陽之下　血気盛則手捲多肉以温　血気皆少則寒以痩　気少血多則痩以多脉*）．

美容：下肢を巡る手の少陽経脈を流れる気血は，豊かで温かみのある手の肌肉を作り，末端より体内へと侵入する寒湿の邪の流れる経路を塞いでいる．よって，気血が巡らないと肌肉を養えずに手指が冷え，肌肉が栄養されずに痩せ，手の皮膚に多くのシワができる．

手の太陽経脈

⑪　上部を循行する手の太陽経脈に，気血が充足していれば，あごひげが多くて美しく，顔面部が豊かである．血気がともに少なければ，顔面部が痩せて顔色が悪くなる（手太陽之上　血気盛則有多鬚　面多肉以平　血気皆少則面痩悪色）．

美容：頭部に巡る手の太陽経脈に気血が流れると，顔の血色は良く，頬が豊かでたるみが少ない．しかし，気血の流れが閉ざされると，顔色は悪く，頬は痩せてたるんでシワができやすくなる．

⑫　下部を循行する太陽経脈に，気血が充足していれば，掌の肉が豊満である．気血がともに少なければ，掌の肌肉が痩せて冷たくなる（手太陽之下　血気盛則掌肉充満　血気皆少則掌痩以寒）．

美容：下部を巡る太陽経脈に気血が流れると，豊かなやさしい手のひらで人を包んで温める．しかし，気血の流れが閉ざされると手のひらは痩せて冷たくなる．

　以上は気血の盛衰により肉体の肥痩や皮膚の艶，また毛髪の美しさについて述べられたものであり，皮膚，毛髪の枯渇，身体の肥痩は気血の供給状態によるものだとされている．清代，汪昂による『望診遵経』には，「潤いや艶があればすなわち気血がある．明るく輝きがあるのは，すなわち潤いや艶があるからである．その明るさや輝き，また潤いや艶とは気のことである」と，口，眼瞼，舌，唇，歯，ひげ，髪など，顔面部位の形状や色艶が，気血津液の滋養を受けていることを述べ，気血津液の盛衰こそが肌膚の色艶に反映するものだとしている．

---

*白杉悦雄氏は『黄帝内経』霊枢（東洋学術出版社）の注釈において，文末の「脈多し」の意が他の文献での解釈は「皮膚にシワの多いこと」を指している．

7)『霊枢』にみる脈中の気血運行の法則（根・溜・注・入の法則）

　経脈の流れには，始まりと終わりがあるという点についてどのように考えられていたか，これを『黄帝内経』霊枢より探ってみたい．経脈の経路である流注は気血を全身に巡らせるという法則性があり，『霊枢』根結篇では，十二経脈の流注には根本（始）と結末（終）があるという（図3-16）．

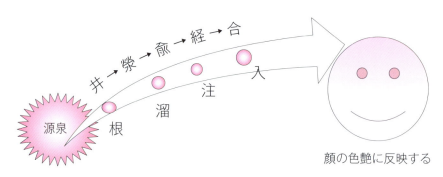

図3-16　経脈気血の運行は根・溜・注・入の法則で流れる

　四肢百骸における三陰三陽を流れる経脈は，四肢の末端部を起始部として始まり，頭部，胸部，腹部に終結するルートである．ここには根・溜・注・入といった気血を循環させるために生じたパワースポット，すなわち経穴の存在があることに先人らは注目した（表3-2）．

① 根とは経脈の流れ始まるところで，水の源泉である．これより気血のうねりが始まる．
② 溜とはこの源泉より流れ出た気血の循行経路を作る．
③ 注とはバラバラに形成された循行経路が一堂に集まるところである．
④ 入とは上肢と下肢の当該経絡に流れ入る場所をいう．

　つまり，手と足の3つの陽経の脈に気血が運行するとき，四肢の末端（両手爪先，足先）の井穴から出て，原穴から経穴に流れ，経穴から合穴に注ぎ，上は項部より進入して頭に出る．そして四肢の末端では絡穴に入って陰経の脈に交わるとされている．したがって，脈中に流れる気血運行のルートを理解することは，全身の容貌容姿の調和を保つうえでの基本でもある．

　次に根・溜・注・入の法則に則った気血の運行ルート上にある"根"より"入"への経穴について，『素問』血気形志篇と配穴との関係を記す（表3-2）．

Ⅰ．からだ全体で診る中医美容学　57

CHECK	**根・溜・注・入の法則は『霊枢』根結篇第五にも載る**

・足の太陽は至陰に根ざし，京骨に溜れ，崑崙に注ぎ，天柱，飛揚に入るなり．

・足の少陽は竅陰に根ざし，丘墟に溜れ，陽輔に注ぎ，天容，光明に入るなり．

・足の陽明は厲兌に根ざし，衝陽に溜れ，下陵*に注ぎ，人迎，豊隆に入るなり．

・手の太陽は少沢に根ざし，陽谷に溜れ，少海に注ぎ，天窓，支正に入るなり．

・手の少陽は関衝に根ざし，陽池に溜れ，支溝に注ぎ，天牖，外関に入るなり．

・手の陽明は商陽に根ざし，合谷に溜れ，陽渓に注ぎ，扶突，偏歴に入るなり．

＊馬蒔の説では，「下陵は解渓とすべきである」という．

表3-2　十二経脈流注上の根・溜・注・入に配穴

経脈名	根	溜	注	入	流注の特徴
①手太陰肺経	少商	魚際	太淵	尺沢	太陰は常に血が少なく気が多い経脈で，出発点は少商
②手少陰心経	少衝	少府	神門	少海	少陰は常に血が少なく気が多い経脈で，出発点は少衝
③手厥陰心包経	中衝	労宮	大陵	曲沢	厥陰は常に血が多く気が少ない経脈で，出発点は中衝
④手太陽小腸経	少沢	陽谷	少海	天窓・支正	太陽は常に血が多く気が少ない経脈で，出発点は少沢
⑤手陽明大腸経	商陽	合谷	陽渓	扶突・偏歴	陽明は常に気も血も多い経脈で，出発点は商陽
⑥手少陽三焦経	関衝	陽池	支溝	天牖・外関	少陽は常に血が少なく気が多い経脈で，出発点は関衝
⑦足太陰脾経	隠白	大都	太白	陰陵泉	太陰は常に血が少なく気が多い経脈で，出発点は隠白
⑧足少陰腎経	湧泉	然谷	太渓	陰谷	少陰は血が少なく気が多い経脈で，出発点は湧泉
⑨足厥陰肝経	大敦	行間	太衝	曲泉	厥陰は血が多く気が少ない経脈で，出発点は大敦
⑩足太陽膀胱経	至陰	京骨	崑崙	天柱・飛揚	太陽は常に血が多く気が少ない経脈で，出発点は至陰
⑪足陽明胃経	厲兌	衝陽	足三里	人迎・豊隆	陽明は常に気も血も多い経脈で，出発点は厲兌
⑫足少陽胆経	足竅陰	丘墟	陽輔	天容・光明	少陽は常に血が少なく気が多い経脈で，出発点は足竅陰

8）感情を発露する表情筋

　こころの動きが顔の表情筋に現れることで，全身の皮膚や筋にどのような影響を与えるか考えてみたい．

　顔面の表情は呼吸器官や消化器官とが共存して作られている．たとえば，笑いは表情筋の運動を頻繁に繰り返させることから，顔面静脈などが伸縮し，脳から心臓へ戻る血流量が増大する．笑いの中枢には大脳新皮質，大脳辺縁系，視床下部が関わっている．さらに，胸や胃腸，横隔膜を激しく上下させて腹筋などの筋肉が使われ，脳内モルヒネであるエンドルフィンが脳下垂体で作られて血液中へ大量に分泌される．エンドルフィンにはモルヒネの6倍以上の鎮静効果があるといわれている．

　次に，笑いは頬の表情筋が運動を繰り返すことによって自律神経の働きにも影響を与え，脳への刺

激となる．反対に，ストレスなどが溜まると交感神経の働きが高まってアドレナリンが分泌され，血圧は高まって筋肉が強ばり，戦闘態勢となる．ひどいストレスでは海馬が弱るので，海馬もストレスの影響を受ける．

さらに，笑いによる表情筋の運動により神経の活性化をセロトニンが促す．脳幹の縫線核から出た神経よりセロトニンという神経伝達物質が放出されれば元気になる．セロトニンは睡眠時には抑制され，覚醒時には放出される．したがって，セロトニンが不足していくとうつ（鬱）病などの症状がみられ，表情筋に反映して動きも鈍くなる．このように，こころの動きは美容と深く関わる．

表情筋には，驚きを表現するときに動く前頭筋，眼瞼を閉じる眼輪筋，眉を編み上げ眉間のたてのシワを作る皺眉筋，上眼瞼を挙上させる上眼瞼挙筋があり，眼瞼の輪状筋は外輪部の筋が収縮を起こし，眼の周囲の皮膚にシワを作ることで，哀楽の表情を作る．同時に，眼球圧迫により眼内の血液循環にも影響を与える．鼻孔周辺の筋肉のたるみは，ほうれい線を目立ちやすくさせる．鼻孔は呼吸の運動と関わりをもつ．上唇鼻翼挙筋は上唇と鼻孔を挙上させる．鼻翼下制筋は鼻孔の軟骨外側部に停止し，その軟骨を下に動かす．笑顔などの表情を作り，食べ物を咀嚼して言語を作り出す器官として口唇部の筋肉があり，これには口輪筋や上唇を挙上する固有口唇挙筋，口角部を挙上させる口角挙筋や頬骨筋や頬筋がある．また，口唇を引き下げる筋には口角下制筋やオトガイ方形筋がある．これらにより表情を作り感情を発露する．

人は表情の変化によって喜怒哀楽を表現し，それを外部に伝える．そこでは呼吸数や血液循環，血圧などを管理している交感神経や副交感神経の働きが介在する．また，顔面部の経絡経筋の動きや，十二皮部の緊張具合の一つをとっても，七情や六淫の影響を強く受けている．すなわち，中医学でいう「司外揣内」や「知常達変」という考え方である．顔面部に五蔵をあてはめた顔面診が蔵府や経絡の働きを診ることにも通じる（図3-17，18）．

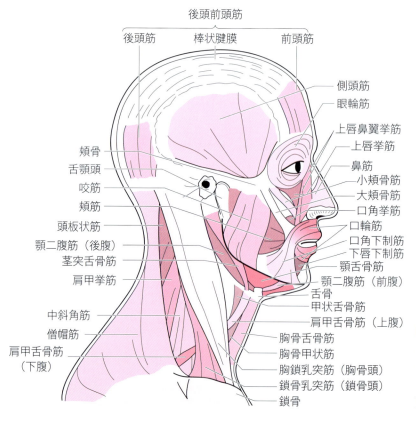

図3-17　頭部と頸部の筋
（広頸筋は取り除いてある）
（東洋療法学校協会編『解剖学第2版』医歯薬出版，2006年，297頁より）

Ⅰ. からだ全体で診る中医美容学　59

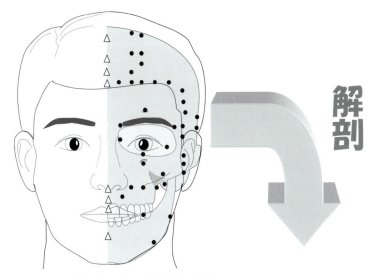

顔面部を流れる経絡と経穴
（経絡の走行と顔面筋肉の解剖図）

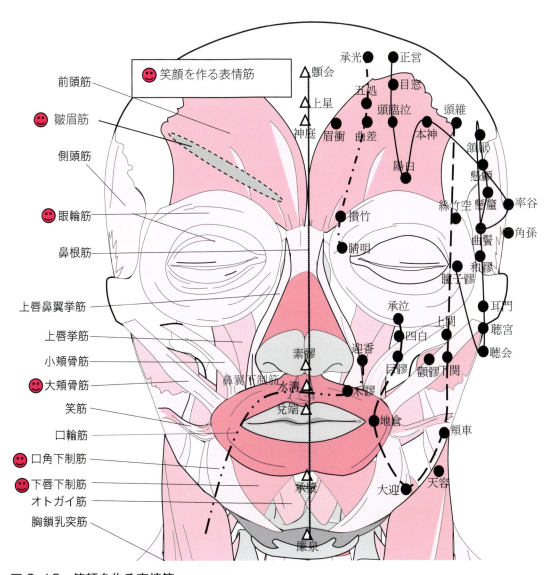

図3-18　笑顔を作る表情筋
原図は王暁明ほか：『経穴マップ』p.83, 84 より一部改変

9) 全身の経絡より容貌美をみる

外感六淫や内傷七情による経絡の病変は，筋を緊張させ皮膚の活動を悪くする．その結果，四肢の動きが妨げられ，気血を全身に巡らせることに支障をきたすことになり，容貌美に波及する（図3-19）．「Ⅱ．全身の経絡と美容」では，具体的な経絡循行上に現れる症状と，蔵府の病変によりみられる症状を解説する．これらの症状は顔面に暗い表情を作り出す．

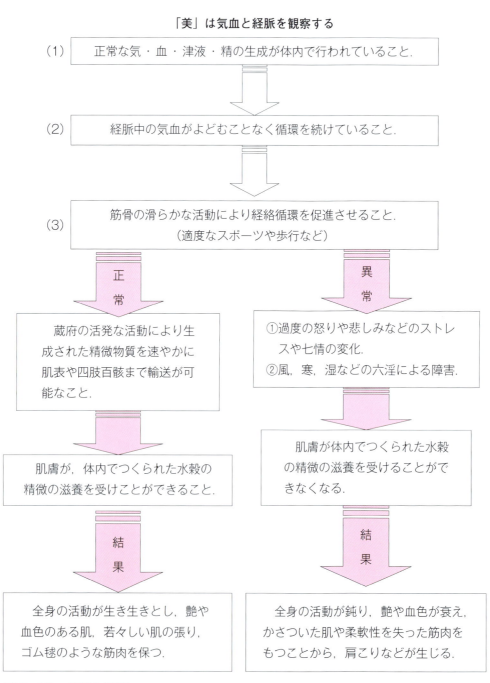

図3-19 経絡と美容

Ⅱ．全身の経絡と美容

　顔面部は足の陽明胃経に，眼瞼部は足の太陰脾経に，鼻部は手の太陰肺経に属する．耳部は足の厥陰肝経，足の少陽胆経と手の少陽三焦経，口唇部は足の太陰脾経と足の陽明胃経，頸部正中線上には任脈，項部正中線上には督脈などが流れる．

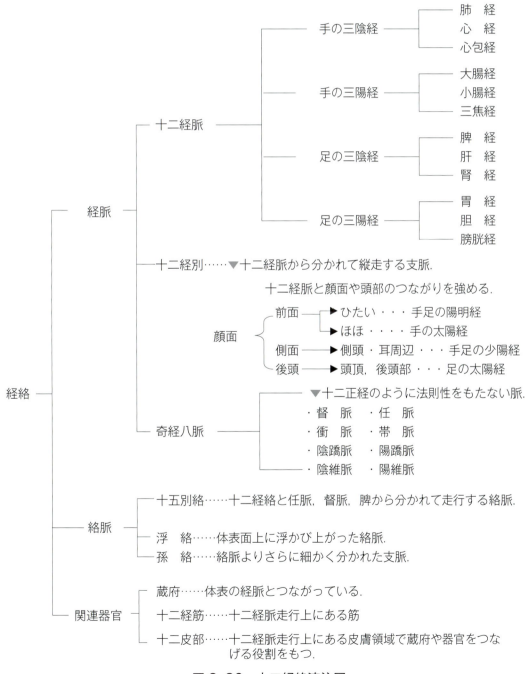

図 3-20　十二経絡流注図

1) 肺／少血多気の経絡

顔面部のシミやニキビ．肺は鼻を主るので肺経に熱がこもると，鼻部に症状が現れる．

◆『黄帝内経』に「肺は相傳の官」とある．全身の五蔵に自然の気を与え，腠理を開閉して濁気を体外へと排出させて，さらに発汗などにより老廃物や不必要とされる熱を体外へ放出する役割をもつ．もし，肺のもつ宣発と粛降機能が低下すると清気と濁気の交換，推動作用による気血の循環障害を引き起こして新陳代謝を促進できなくなる（『わかりやすい臨床中医臓腑学』医歯薬出版を参照）．

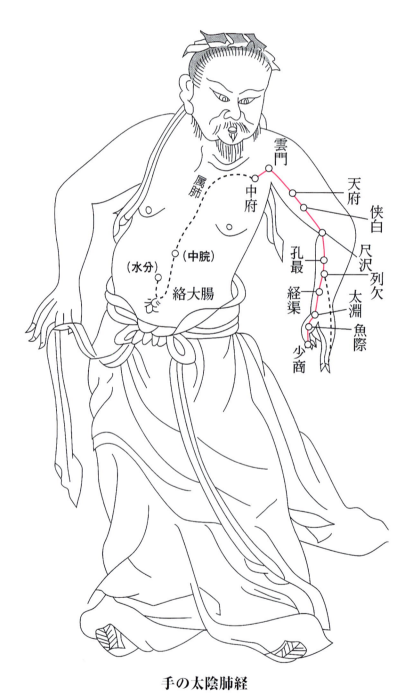

手の太陰肺経
(図中，点線は体内流注，実線（赤）は体表流注を示す)

『霊枢』経脈篇

手太陰気絶 則皮毛焦 太陰者 行気温於皮毛者也

■　手の太陰肺経の脈気が尽きると，皮毛はやつれ衰える．太陰肺経は，能く精気を運行して皮毛を温めて潤すことができる．

◎ポイント　　肺は気を主り，皮毛を主る

　　　　　　　　肺の気の推動は血液の運行を促進させ，顔面の血色と皮毛の潤いを保つ．

▲五味：“辛”の働き

　・気血を巡らして詰まりを発散させる働きがある．

　・気血阻滞による症状には気血を疎通させて，祛風，解表の作用がある．

　・『素問』五蔵生成篇　「多食辛 則筋急而爪枯」（辛味を多く食べると，筋脈は緊張して引きつるようになり，爪もまた枯槁するようになる）

◆循行部位の証候分析

　①　上肢前面外側痛，脹満感

　　風寒の邪が経絡に侵入して気血の流れを阻害すると，走行経絡の流注上に疼痛を発生させる．また，肺気のうっ（鬱）滞により脹満感が生じる．

　②　咽喉腫痛

　　肺経は咽喉部につながっているので，熱邪の上衝により発赤，腫脹や熱痛がある．

　③　欠盆中の痛み

　　欠盆は十二経の通路である．肺経は中府より起こり，上肢肩腕の内側前縁部を貫通するので外感病邪の侵襲は，経気の流れを阻んで痛みを生じさせる．

◆蔵府の証候分析

　①　胸悶，咳嗽，喘逆

　　手太陰肺経は中焦より起こり，胃口を循行して横膈に上り肺に属している．そのため循行部位に症状が出現する．肺の宣発・粛降作用の低下により肺気が上逆すると咳嗽が出現する．

　②　息切れ，小便数で量が少ない

　　肺気の虚弱により息切れが生じる．また，水道の通調作用が衰えて頻尿となる．

　③　悪寒発熱，自汗

　　肺は皮毛を主っている．寒邪が皮毛や経絡に侵入して衛陽が影響（阻止）を受けると，悪寒発熱が出現する．また，風邪の影響を受けて腠理が緩むと自汗を生じ悪風を感じる．

　④　手掌の火照り

　・肺の陰液が不足すると虚熱により手掌の火照りが起こる．

2) 大腸／多血多気の経絡

　肥満，シワ，口の臭さや口もとの歪み．大腸は津を主るので，津液の運行が正常に営まれないと皮膚の乾燥が強くなる．また，糟粕の代謝が止まると脂肪が残って肥満となる．

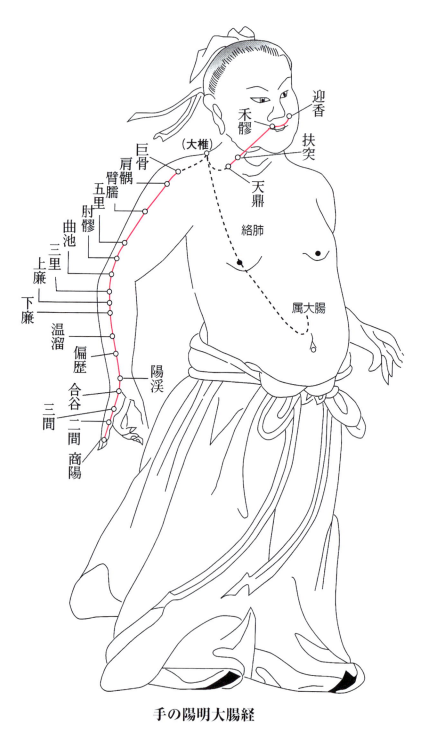

手の陽明大腸経

（図中，点線は体内流注，実線（赤）は体表流注を示す）

『霊枢』本蔵篇第四十七

肺應皮 皮厚者大腸厚 皮薄者大腸薄 皮緩腹裏大者大腸大而長

■　肺は皮膚と相応し，また，大腸に相合している．皮膚が厚ければ大腸も厚い．

　皮膚が薄ければ大腸も薄い．皮膚が緩んでいて腰回りが太ければ，大腸も緩んでいてしかも

　長い．

◆循行部位の証候分析

①　鼻の症状（鼻出血，鼻閉，鼻汁），歯痛，頸部の腫れ，咽喉部の腫痛

　大腸経の支脈は欠盆から頸部に上がって，顔面部の頬を貫き下歯齦に入り，戻って上の口唇部を巡り鼻孔を挟んでいるので，美容上，ほうれい線に影響を与える．

②　口渇

　大腸は津を主っているために津液の輸送が停滞すると口の中が乾く．

③　頸肩前部，上肢外側より示指の疼痛

　大腸経脈の循行部位は頸肩と上肢外側前縁部を走行しているので気血の循環障害により本証を生ず．また，第2指の爪甲が枯渇して艶を失う．

◆蔵府の証候分析

①　便秘，泄瀉

　糟粕の輸送は大腸の伝導作用によるもの．もし，伝導作用が衰えるかあるいは熱が大腸に結合して津液を傷ると便秘となる．また，湿熱が結合すると泄瀉を起こす．

②　脱肛

　中気が下陥を起こして昇挙が困難となり脱肛となる．

美容：大腸と肺は表裏関係にあり，大腸は津を主り，糟粕の伝導を行う．したがって津液の正常な運行は皮膚の艶と潤いに影響を与え，もし，津液が不足するとシワなどが現れやすくなる．また，糟粕の伝導が衰えることで常習便秘を生じ，老廃物が体内に残って肌の老化をまねく．よって大腸の活動は体液の代謝と津液を養って皮膚を滋養する効力がある．

3) 脾／少血多気の経絡

　脾は後天の精を作り，特に口唇部の色艶は全身の栄養状態を知るためのバロメーターでもある．後天の精が十分でないと，皮膚は粗くなり，顔色は悪くて艶がない，唇は白い，毛髪は抜けて，肌肉は萎縮する．また，脾気が不足すると体が痩せ，肌肉が縮んで，運動障害を生じ，脾虚による水質の運化作用の低下は浮腫や肥満を起こす．

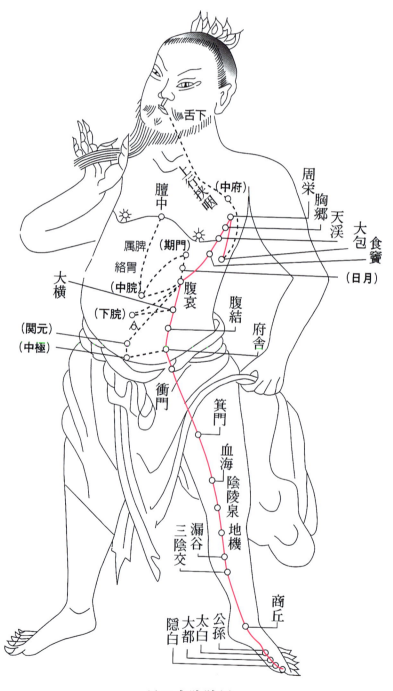

◆『黄帝内経』に「脾は倉廩の官」とある．後天の気血津液を生成する生産工場である．いわば体力を維持させるためにあるエネルギー供給所でもある．もし，この働きが十分に行われないと，肉体の肥胖と消痩に関係してくるだけではなく，身体の隅々までの栄養物質の供給ができなくなり，肌や筋肉が枯渇して，みずみずしい肉体が維持できなくなる．

足の太陰脾経

（図中，点線は体内流注，実線（赤）は体表流注を示す）

『素問集注』五蔵生成篇

脾主運化水穀之精 以生養肌肉 故主肉

■ 脾は水穀の精を運化して，肌肉を養う．それ故に肉を主っている．

◎ポイント　脾は後天の精を生成して，運化を主る

生成された気血津液は肌膚，皮毛を潤して栄養を与え肌肉の弾力性を保つ．

▲五味：“甘”の働き

・気血や陰液を補う作用がある．これらは体力を増強させるだけではなく，皮毛に潤いを与え，
筋の緊張を取り除き肌膚に弾力を与える．

・『素問』五蔵生成篇「多食甘 則骨疼痛而髪落」

（甘味を多く食べると，骨格に疼痛を生じるようになり，頭髪もまた抜けるようになる）

◆循行部位の証候分析

① 全身の倦怠感

湿が脾に影響して運化作用の低下が起こり湿の特性である重濁性が出現する．

⑬ 心煩，前胸部・心下部・腋下の圧迫感

足太陰の支脈は，膈（横隔膜）を上がり心中に注いでいるのでこの経脈が病むと生じる．

③ 舌の強ばりと痛み

脾経は舌根に連絡しており，舌下に宣布しているので本証が生じる．

④ 下肢内側の腫れ痛み，鼠径部や膝の腫痛

脾経は母趾（足の母指）より起こり，上がって膝，鼠径部を走行している．この部位の経気が
阻滞すると本証が生じる．

◆蔵府の証候分析

① 腹部膨満感

脾の運化機能の減退で気機が阻滞して生じる．

② 下痢，軟便

水湿が身体内部で停止すると下痢（泄瀉），軟便を生じる．

③ 嘔吐，噯気

運化機能の低下により胃気が上逆して本証が現れる．

④ 黄疸

湿邪などにより脾の機能低下により胆汁が溢れると黄疸を生じる．

美容：脾の働きには水穀の精微と水湿の運化と伝輸がある．肌肉の消痩と肥満や浮腫は脾経と関係
する．また，脾は口唇を主るため，口唇部の色や乾燥や湿潤によって，口唇の艶にまで影響を与え
る．

4）胃／多血多気の経絡

　気，血，津液とは脾胃の働きにより生じる後天の本である．もし，この後天の本が十分に生成できないと皮膚が粗くなり，顔色は悪く，毛髪も硬くなり，乳房は下垂する．また，胃の熱邪が経絡の流れに逆らって逆上すると口の中に瘡を生じる．

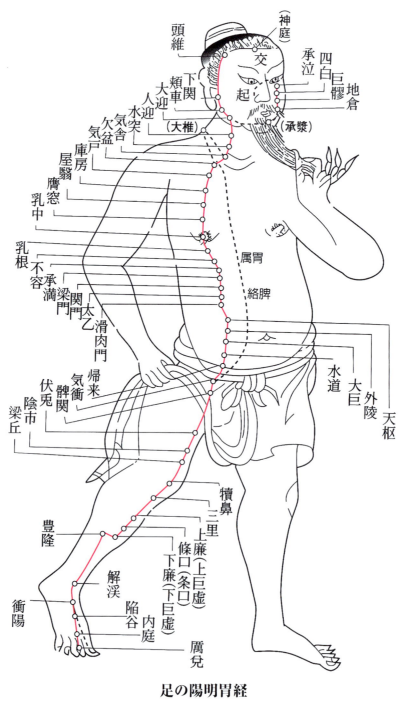

足の陽明胃経

（図中，点線は体内流注，実線（赤）は体表流注を示す）

『素問』玉機真蔵論第十九

五蔵者 皆稟気於胃 胃者 五蔵之本也

■ 五蔵の栄養は，みんな胃の腑の水穀の精気によってまかなわれている．だから，胃は五蔵の根本なのである．

◆循行部位の証候分析

① 顔面麻痺（口眼歪斜）

風寒の邪が陽明経脈に侵入すると現れる．

② 発熱

陽明経脈は肉体の前面を走行しているので，気実による発熱は体の前面部を走る．

③ 歯痛，前頸部の腫れ，鼻衄（鼻出血）

陽明の脈気が活発になると発熱する．胃の経脈は鼻翼から起こって鼻根で交会し，鼻の外側を巡って上歯に入り，口唇を回っている．その支脈は喉を巡り，欠盆から下って乳房を通過し，臍，腹部を挟んで鼠径部に入り，さらに下行して大腿前側，下腿前外側，足背部を通過し中指に至っている．したがって胃火が経絡にそって上炎すると本証が現れる．

④ 鼠径部・腹部・下肢前面・足背の疼痛

風寒湿邪が陽明経脈の経気の流れを阻滞させると，経気不利が生じて，その走行部位上に発痛する．

◆蔵府の証候分析

① 嘔吐，呃逆，噯腐，呑酸，消化吸収の異常

胃は受納を主り，水穀を腐熟しており，和降するという働きがある．ところが寒邪の侵襲を受け，気の流れが鬱すると気滞が起こり，胃の昇降失調により胃気上逆して本証を現す．

② 前胸部（乳房など）疼痛

胃経の経気の流れが阻滞すると疼痛が生じる．

③ 躁鬱状態

陽明と熱病の関係は大きく，熱が旺盛になれば狂躁などが現れる．

美容：胃は水穀を化生させ後天の根本を作る源である．脾胃で消化を受けた飲食物が化生されて気，血，津液となり，皮膚，毛髪の艶や光沢を維持させる．また，足陽明胃経の経脈循行は顔面部より出て胸部や乳房部をまとい，顔面では顔の色艶や口角部のシワ，乳房部では乳腺の発育で豊かな胸元づくりに関わる．さらに本経絡の活動は消化を早めて吸収を促すことから消痩や肥満との関係も深い．

5) 心／少血多気の経絡

　心気の推動作用が衰えると血の運行に支障をきたす．そのために血虚による顔面蒼白や，心気の不足により神志を養いきれないためのいらつき，不眠などの神経症状を起こす．また，心火が上ると舌に糜爛（びらん）が生じる．

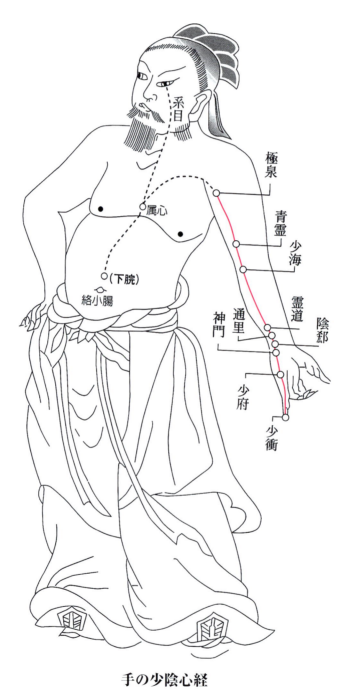

◆『黄帝内経』に「心は神明を主る」とある．これは人体の精神・思惟活動の拠点が心であり，もし，精神的な妨げが生じると神志に影響が表れ，心の華である顔面に現れてくるのである．

手の少陰心経

（図中，点線は体内流注，実線（赤）は体表流注を示す）

> 『霊枢』経脈篇
>
> 手少陰気絶 則脈不通……則血不流 血不流 則髦色不沢 故其面黒如漆柴者 血先死
>
> ■　手少陰心経の脈気が尽きると，脈道が通じなくなる．……もし，脈道が通じなくなると，血がなめらかに通利しない．血がなめらかに通利しなければ，顔色が潤沢でなくなる．だから顔色が薄黒く光沢がなくなるのは，それは血脈が枯渇した徴候なのである．

◎ポイント　　**心は血脈を主り，その華は顔面にあり**

　　　　　　　　心気や心血の不足は顔面が蒼白となり，心神を養えずに表情が薄くなる．

▲五味：“苦”の働き

　┌・燥湿を散らして排泄する作用があるので，体内の湿熱による痤瘡や皮膚炎などを散らす作用
　│　がある．
　│・『素問』五蔵生成篇「多食苦 則皮槁而毛抜」
　└（苦みを多く食べると，皮膚は枯槁するようになり，うぶ毛もまた抜けるようになる）

◆循行部位の証候分析

①　上肢前面内側の痛み，手掌の火照りと痛み

　　心経脈は腋下に出て，上腕内側を巡って手掌に入るので，経気が阻滞すると冷痛や熱痛が生じる．

②　心悸，心臓部痛，脇の痛み

　　心経の経絡は脇の下より出て，上肢内側部を循行して手掌内後廉部に至るので，心の気血が不足して推動能力が衰えると本証が現れる．また，心熱により熱痛となる．

③　咽喉部の乾燥，口渇して飲みたがる（口渇欲飲）

　　手の少陰心経の支脈は心系から上って咽喉を挟んでいる．よって心火（心熱）が経に沿って上炎すると現れる．また，心熱により陰液を損なうと喉が渇く．

④　目黄（目が黄色い）

　　手少陰心経の支脈は目系と連絡しており，熱が経絡を通じて目に上がると起こる．

◆蔵府の証候分析

①　健忘※・不眠などの神志の異常よりくるもの

　　心は神志を主っている．心血虚となり心や神明を養えないと本証を生じる．

　※健忘は伝統医学上の病証名として伝えられている．安易に認知症と改めると誤解を受ける．

美容：心は精神をはつらつとさせ，目をパッチリさせることで元気な容貌を保っている．もし，血脈の巡りが悪く，血虚を生じると顔色が暗く顔の艶を失って容貌にまで影響する．特に顔面の焦燥感が強く現れる．

6) 小腸／多血少気の経絡

　小腸は泌別清濁作用により精微物質を全身に供給する．経気の流れに支障をきたすと皮膚は暗くて艶がなく，水液の代謝に異常が起こると水腫による虚証タイプの肥満症が生じる．また，小腸の熱邪が滞って上逆すると頬の腫れや，目の充血が起こる．

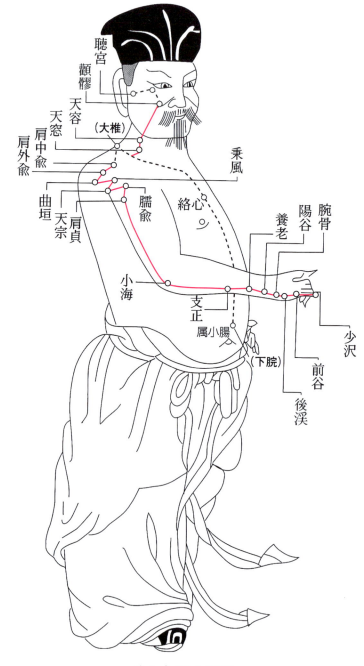

手の太陽小腸経

(図中，点線は体内流注，実線（赤）は体表流注を示す)

> 『霊枢』本蔵篇
>
> 皮厚者脈厚 脈厚者小腸厚 皮薄者脈薄 脈薄者小腸薄 皮緩者脈緩
>
> 脈緩者小腸大而長
>
> ■ 皮膚が厚ければ，脈管も厚いことを物語り，脈が厚ければ小腸は厚いのである．
>
> 皮膚が薄ければ，脈管も薄いことを物語り，脈が薄ければ小腸は薄いのである．
>
> 皮膚が緩ければ，脈管も緩いことを物語り，脈管が緩ければ小腸は緩くやたらに大きくてかつ
> 長いのである

◆循行部位の証候分析

① 頸が腫れ，後ろを振り返ることができない．上肢後面内側の痛み

太陽小腸経は小指の先端から起こり，前腕外側後縁を巡って上行し，上腕後面内側を巡って肩部に出て，肩甲骨の間を通じて肩甲骨上に入るので，ここで経気が阻滞すると痛みを生じる．

② 咽喉痛　頸の腫れ

太陽経脈は咽喉部を巡って膈部に下って降り，その支脈は頸部から上って頬部に上がっている．したがってこの経脈が阻滞すると現れる．

③ 目黄，難聴

小腸経の支脈は頬に上がり，外眼角から耳中に入っている．この経脈が病むと生じる．

◆蔵府の証候分析

① 少腹脹痛

小腸の働きが低下して気滞を生じ，少腹部の脹満疼痛が生じる．

② 腸鳴，泄瀉，小便の量が少ない

小腸は「受盛の官」であり，清濁の泌別を主っている．この小腸のもつ泌別清濁作用の機能低下により本証を生じる．

③ 尿黄，血尿

心熱が表裏関係にある小腸に移ると尿の色は黄色く濃くなり，著しい場合には赤くなる．

美容：小腸は心と表裏関係を築くことから，小腸も精神との関係が深い，また，小腸は栄養物の吸収と，津液をコントロールするために，肥満や消痩の調節を行う．小腸経は項頸部から耳部へと巡っているので，項部の美しさを保ち，顎関節がスムーズに動くことにより笑顔を作る．

7) 腎／少血多気の経絡

　顔色が黒く，気化作用が衰えると水液の運搬ができなくなって顔や四肢に浮腫を生じ，皮膚は乾いて艶がなくなる．また，腎のもつ発育成長に支障をきたすと早老による脱毛や白髪を生じ，腎精の衰えから全身がやつれる．

◆『黄帝内経』に「腎は作強の官」とある．根気を与えてねばり強さを維持させる，生命維持装置といってもよいだろう．本来，腎には先天の精が宿り，肉体の発育成長と知能活動の促進，老化の防止や生殖作用にまで影響を引き起こす能力をもっている．もし，腎の働きが低下を起こすと老化現象がすすみ，さらに肉体の発育や成長に至る過程で機能低下を誘発させる．

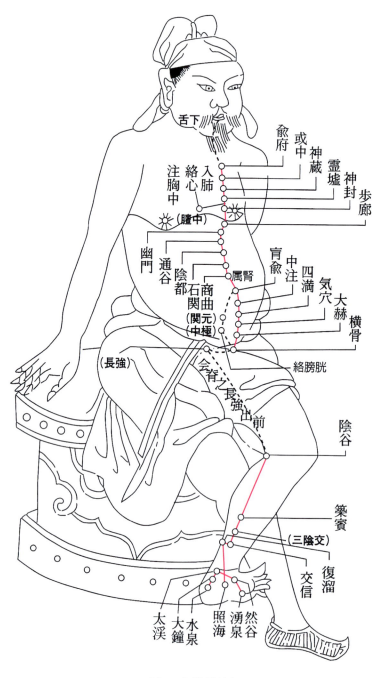

足の少陰腎経

（図中，点線は体内流注，実線（赤）は体表流注を示す）

『霊枢』経脈篇

足少陰気絶則骨枯 歯茎肉軟却 故歯長而垢 髪長沢者 骨先死

■ 足少陰腎経の脈気が尽きると，骨が枯れてしまう．歯茎や肌肉が軟弱になって萎縮するので，歯が長く見えて垢づき，頭髪もまた光沢を失う．それは骨気が先に衰退した徴候である．

◎ポイント　先天の精を保ち，納気と封蔵作用をもつ

▲五味："鹹"の働き

- ・固まりを溶かし散らし降ろす作用がある．
- ・『素問』五蔵生成篇「多食鹹 則脈凝泣而変色」(鹹味を多く食べると，血脈はのびやかに流れず，凝滞するようになり，色艶にもまた変化が生ずるようになる)

◆循行部位の証候分析

① 脊柱と大腿内側の痛み，痿軟，冷え，痺れ，足底の火照り

　少陰腎経は足の小指の先端より生じ，足底の湧泉穴を経て下肢内側後縁に沿って上行して，大腿内側後縁に至り，脊椎を貫いて腎に属する．風寒湿邪が足少陰経に阻滞すると本証が生じる．

② 口腔内の炎症，咽喉頭部の腫れ，舌の乾燥，心煩，心痛，小便が赤い

　足少陰経脈は喉頭部を巡り，舌本を挟んでいる．その支脈は肺から出て心に連絡している．したがって経気の巡りが悪くなると生じる．

◆蔵府の証候分析

① 腰部の倦怠感，腰部痛：腰部は腎の府と呼ばれ，腎気の虚損は腰部に影響を与える．

② 血痰，痩せ，立ちくらみ：腎精虚損が虚火妄動を生じさせ，虚火が肺経を損なうと発生．

③ 喘（呼吸が苦しく咳込む）：腎虚により納気作用が低下し，肺の粛降を補いきれないと生じる．

④ 心配性，ビクビクする：腎志は恐であり，腎気虚により驚きやすく，恐怖感が強まる．

⑤ 陽萎，遺精，月経不順：腎は精を蔵している．蔵精が悪くなると生じやすくなる．
　（ア）腎陽虚…陽萎，（イ）腎陰虚…虚火が体内の精室に影響を与えると遺精を生じる．

⑥ 浮腫：腎虚により水が肌膚に溢れて生じる．

⑦ 空腹感はあるが食欲なし：腎の陽気が虚したために脾の陽気を温煦できなくなり，脾陽が衰退すると運化不利が影響して生じる．

⑧ 顔色の黒ずみ：蔵精・精気の減退は気の推動作用を妨げて気血の停滞を引き起こす．

⑨ 傾眠：寝ることを好み起きたがらない．精が極度に衰えると，髄を滋養しきれないで生じる．

美容：腎は骨，髄を生じてその華は髪にある．また，歯は骨の余り，髪は血の余りとされ，きれいな歯と髪の毛の発育と成長，また艶と関わる．これらは血と精の滋養を受けて輝きを益すため腎の精気の盛衰と著しい関係を保つ．腎中の精気の気化作用により体内の水液の輸布と代謝作用を促進することで，水液の輸布と代謝が正常を保ち顔面の浮腫や皮膚の乾燥を防ぐ．

8) 膀胱／多血少気の経絡

内臓機能の衰えにより生じる破壊の現象，シミ，肥満．

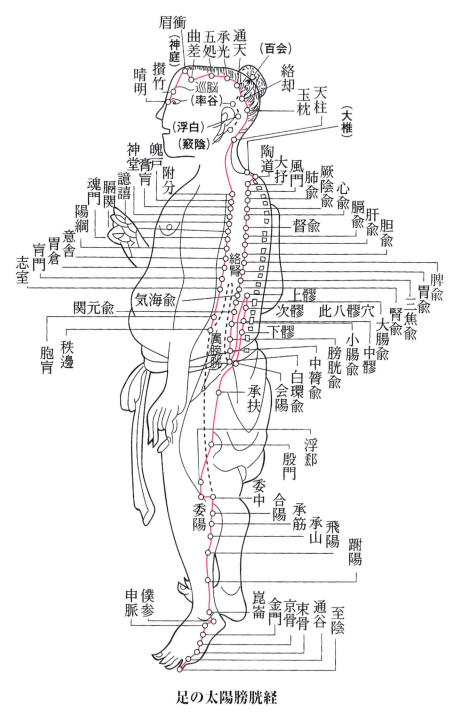

足の太陽膀胱経

(図中，点線は体内流注，実線（赤）は体表流注を示す)

> 『霊枢』本蔵篇
>
> 密理厚皮者 三焦膀胱厚 麤理薄皮者 三焦膀胱薄 疎腠理者 三焦膀胱緩 皮急而無毫毛者 三焦膀胱急 毫毛美而麤者 三焦膀胱直 稀毫毛者 三焦膀胱結也
>
> ■　きめが細かく皮膚が厚いと，三焦と膀胱は厚いのである．きめが粗く皮膚も薄いと，三焦と膀胱は薄いのである．腠理が粗いと，三焦と膀胱は緩んでいる．皮膚が縮こまって体毛がないと，三焦と膀胱も縮こまっている．
>
> 　体毛が艶やかでまばらであれば，三焦と膀胱の気はのびやかである．
>
> 　体毛が極めてまばらであると，三焦と膀胱の気は滞る．

◆循行部位の証候分析

①　頭痛（頭頂部・後頭部），目の痛み，鼻血，項部の強ばり

　太陽経脈は額に上がって脳を絡（まと）っており，よって邪気が上行して太陽経脈に阻滞した経気の流れが悪くなることにより生じる．

②　膝・腓腹筋，足の小指の麻痺，外踝・脊柱の疼痛（体幹後面の痛み）

　外感による風寒湿邪が太陽経脈に阻滞すると，腰背部などの経絡走行部位に疼痛を生じ，さらに小趾（足の小指）の運動不利が生じる．

③　悪寒発熱，瘧（ぎゃく）

　太陽経脈は全身の外衛（体表の気）であるが，これに外邪が侵襲すると生じる．

◆蔵府の証候分析

①　癃閉（りゅうへい），遺尿，小便不利，痔

　膀胱は小便の排泄を主って貯尿と排尿の機能がある．これが病んで開閉機能を失調（膀胱括約筋の運動障害）すると現れる．

美容：膀胱は腎と表裏の関係をもつ，膀胱の気化水液の作用は膀胱経上の兪穴を介して五蔵六府の働きを調節する．五蔵六府の代謝の促進は体内の老廃物を排泄させ，血行を改善させる．よって全身の皮膚の潤いによる保湿や血色を守る．

9) 心包／多血少気の経絡

心包は心に代わって邪を受けるので，熱邪が心をかき乱すと瘡瘍を生じる．また，心の華は顔，心の使いは目であることから，目の充血や顔面が黄色で艶がない．

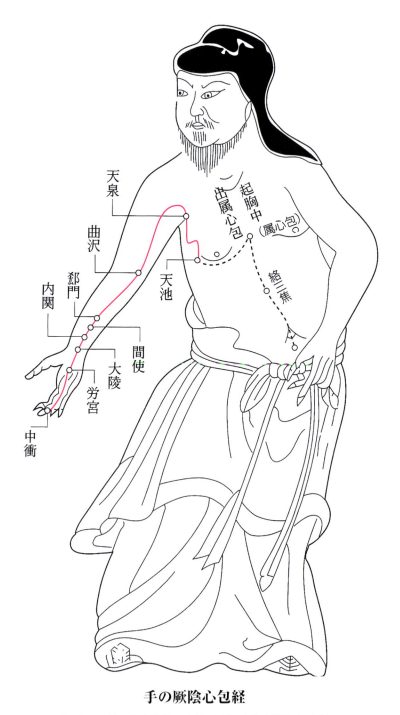

手の厥陰心包経
（図中，点線は体内流注，実線（赤）は体表流注を示す）

『霊枢』本蔵篇

赤色小理者 心小 粗理者 心大

■ 皮膚が赤くて，きめが細かければ，心は小さい．きめが粗ければ，心は大きいのである．

◆循行部位の証候分析

① 手掌の火照り，腋の腫れ，上肢のひきつり，季肋部のつかえ

手の厥陰経脈は胸中より生じて，出て心包絡に属し，胸部を巡り腋部に走行し，上行して腋窩に至り，再び上肢内側中線を下降して手掌に入る．したがってこの経脈が病むと走行部位に症状が現れる．

◆蔵府の証候分析

① 心包絡

・「心の宮城」心に代わって邪気を受けるという．

・『霊枢』脹論篇「膻中者 心主之宮城也」（膻中は，心主の宮城なり）

② 心臓部痛，心悸，胸悶，心煩

心包が病んで心脈瘀阻になると生じる．

③ 顔面紅潮，煩躁（イライラしてじっとしていられない状態）

心包に熱があると顔面部の紅潮がある．また，熱により煩躁が起こる．

④ 笑不休（笑いがとまらない），精神が不安定

心包は心の外衛であるが，邪が心神に影響すると生じる．また，心が虚すると悲しみやすくなる（五蔵の虚実と証が関係する）．

美容：心包は心包絡ともいい，心臓の護衛を行っている．心の受ける邪気を代わりに受けるのが心包である．よって心包は熱邪などが心を犯すときに一身に邪を受ける．熱邪が強いと腋の臭いがある．また，心包経には心を清めて胃を和やかにする働きがあり，気血の調和が皮膚を潤わせ顔を養う．

10) 三焦／少血多気の経絡

水液代謝の障害により虚証の肥満や頬の腫れを引き起こす．

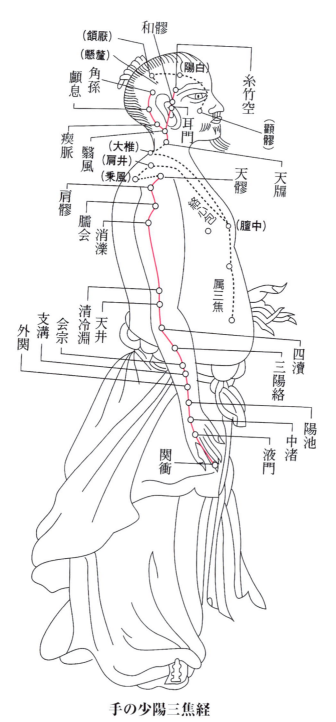

手の少陽三焦経

（図中，点線は体内流注，実線（赤）は体表流注を示す）

◆ 『黄帝内経』に「三焦は決瀆の官」「水道を出ず」とある．三焦は体幹部を上・中・下の3つに区分けして、それぞれの役割を決め、気血津液の生成や吸収、輸瀉、排泄などを行うという．また、体温などの調節を行うことで新陳代謝を活発にさせ、体内の老廃物を除去し、皮膚に栄養を与える．

『霊枢』決気篇

上焦開発 宣五穀味 熏膚充身澤毛 若霧露之漑 是謂気

■ 五穀が化して生じた精微な物質は，上焦から散布され，皮膚に染め込み，全身をあまねく満たし養い，毛髪を潤し，ちょうど霧や露のように萬物を潤し養う．これを気と呼ぶ．

◆循行部位の証候分析

① 第4指の麻痺，耳後〜肩上部〜上肢後面の疼痛，目尻から頬の疼痛，咽喉痛

手少陽経は第4指先端より始まり，前腕外側より肘部，肩部に上行している．その支脈は頬部に下り，外眼角に至っている．したがって風寒湿が経脈に阻滞すると，走行部位に痛みと痺れが生じる．

② 難聴

手少陽経脈は項部に上がって耳後部に連絡し，耳後から耳中に入っている．経気の巡りが損なわれ，この経脈が病むと生じる．

◆蔵府の証候分析

① 浮腫，腹脹，小便不利，遺尿

三焦は全身の気化作用を主っているが，気化作用の低下により小便不利となり，水道通調が衰えると水湿の停滞が生じ，水液が溢れて水腫となる．また，気機のうっ滞により腹脹が起こる．

② 汗

衛気の宣発作用が低下して腠理（毛孔の開閉）が緩むと汗が出る．

③ 咽喉頭部の炎症

三焦は項部〜耳後〜面頬部に走行する．よって表裏関係をなす心包と，同じ少陽に属する胆に熱が生じると上衝して起こる．

美容：三焦経は手部より項部を通過して耳の周辺に分布し，頬，まぶたに連絡する．三焦経は元気，水液の運行通路である．よって水液代謝の機能低下は浮腫に限らず項部と頭面部の疾患となって現れる．また，三焦と胆は少陽に属しているので，三焦の疾患が胆へと波及するケースがある．

11) 胆／少血多気の経絡

顔は黒くて艶が堕ち，目尻のシワや脱毛を起こす．

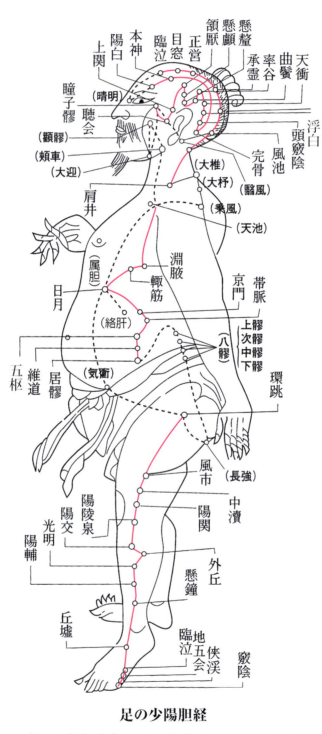

足の少陽胆経

（図中，点線は体内流注，実線（赤）は体表流注を示す）

『霊枢』本蔵篇

爪厚色黄者 胆厚 爪薄色紅者 胆薄 爪堅色青者 胆急 爪濡色赤者 胆緩 爪直色白無紋者 胆直 爪悪色黒多紋者 胆結也

■ 爪が厚くて色が黄色いと，胆は厚く，爪が薄くて色が赤いと，胆も薄い．爪が堅くて色が青いと，胆は緊張して縮んでいる．爪がしっとりと軟らかで色が赤いと，胆は緩んでいる．爪がまっすぐで色が白くて斑点がないと，胆気はのびやかである．爪の色が黒く斑点が多いと，胆気は塞がってのびやかではない．

◆循行部位の証候分析

① 体幹外側・下肢外側・鎖骨上窩の痛み，足の第4趾の麻痺，足外反して火照る

胆経の分枝は耳を巡り頸部を経て喉の傍らに結合し，欠盆に下行する．さらに腋窩を経て胸脇部を巡り，大腿や下腿外側に沿って下行している．したがって風寒湿邪が少陽経脈に阻滞すると走行部位である胸脇部などに疼痛や運動麻痺が生じる．

② 側頭痛，咽頭の乾燥，めまい

足少陽経脈は喉に沿って上行し，目系に連絡し，さらに側頭部を上行している．胆火が経脈に沿って上行すると側頭痛（偏頭痛）を生じる．

③ 難聴，耳鳴，目尻・顎関節の痛み

少陽経の支脈は耳後から耳中に入り，耳前を走って外眼角に至る．

④ 寝返りが打てない

少陽経脈の流れが阻まれると，走行部位の運動に支障を引き起こす．

◆蔵府の証候分析

① 口が苦い，黄疸

胆汁を貯蔵し排泄しているので，足少陽胆経が病むと胆汁が外溢して起こる．

② ため息，脇肋痛

胆気がうっ滞するために生じる．また，脇肋痛のために寝返りが打てない．

③ 顔色がくすむ，カサカサして艶がない

足少陽経脈は上部の目系に連絡して側頭部に上行するので，胆火などの上衝により起こる．

④ 瘧疾，頸部のリンパ節結核

半表半裏に属している少陽は三陽中で"枢"とされており，陽が勝れば発汗，風が勝れば振寒して瘧疾となる．瘧疾とは間歇性の悪寒，発熱を特徴とする疾患．

美容：胆経の経脈は両側頭部より眼輪周辺を走行して項部を経て胸脇部の両側より下肢に巡る．肝と胆は表裏の関係にあり，湿熱が肝胆経を巡ると，目の腫痛，脱毛や，眼部周辺のシワが増す．また，湿熱が経絡を走行すると皮膚の掻痒感が現れる．

12) 肝／多血少気の経絡

　血を貯蔵する肝の衰えは爪甲が薄くなり，顔面の血色に衰えをみせ，疏泄機能の異常は顔面部に瘀血を生じさせるためにシミとなる．

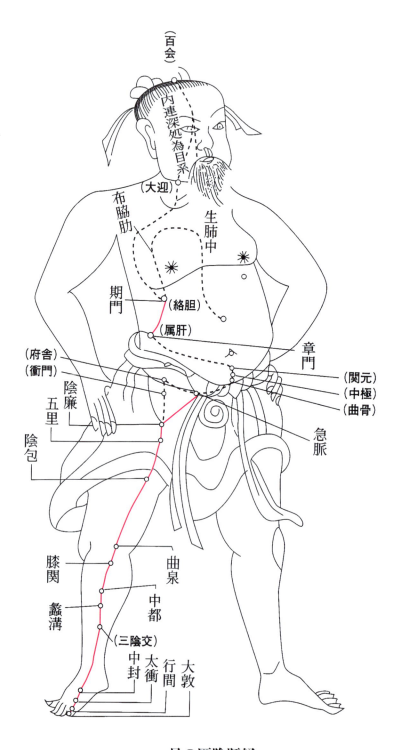

◆『黄帝内経』に「肝は将軍の官」「謀慮を出ず」とある．すなわち計画や決断を行う五蔵が肝であるという．もし，行き詰まりやストレスが生じると肝の機能である疏泄や蔵血作用が妨げられ，情緒的変化を示すため，シワなどを形成しやすい要因となる．

足の厥陰肝経

（図中，点線は体内流注，実線（赤）は体表流注を示す）

『霊枢』経脈篇

足厥陰肝経気絶 則筋絶……筋急則引舌与卵 故唇青 舌巻

■　足の厥陰肝経の脈気が尽きると，筋の機能が衰える．…筋が引きつれると陰嚢と舌根とを引く．そこで口唇が青くなり舌体が巻き上がる．

◎ポイント　　肝は血を蔵して，疏泄を主る

　　　　　　　　　・気血を全身に循環させて，のびのび，生き生きとさせてシワを伸ばし，爪に栄養を与える．

▲五味：“酸”の働き

┌『素問』五蔵生成篇「多食酸 則肉胝 膹ᵗᵉⁱˢʰᵘᵘ而唇掲」
│（酸味を多く食べると，肌肉は厚くなってシワを作るようになり，口唇もまためくれ上がるよう
└になる）

◆循行部位の証候分析

①　疝気（男），陰嚢の腫脹と疼痛，下腹部の膨満感（女），遺尿，尿閉，下痢，胸脇満

　　肝の経脈は陰器に至り，下腹部に上がっている．寒邪を感受し経脈に流れ込むと現れる．

②　咽喉の渇き

　　厥陰肝経は喉頭部の後面を巡っているが，熱邪が経絡に沿って咽頭を上衝すると渇きと痛みが生じる．

③　腰痛，俯いたり仰向いたりできない

　　厥陰経脈の支脈と別絡は，太陽，少陽の経脈とともに腰部の中脘，下脘の間で結合している．その結果，俯けなくなる．

④　頭頂痛，眩暈

　　厥陰肝経と督脈は，頭頂部で交会している．肝経の寒熱の邪が経脈に沿って頭部に流れて頭頂部の痛みや眩暈が起こる．

◆蔵府の証候分析

①　胸脇部の脹痛，ため息，イライラ，易怒，目眩，顔色がすすけて青黒い

　　肝経は下って陰器をめぐり，小腹部に至り，脇肋部に散布し，経気不利により生じる．また，肝は風木の蔵であり，「条達を喜ぶ」という特性があり，疏泄を主っている．しかし，肝気鬱結（情志の抑鬱）により気鬱が生じ，長期化することで熱（火）化し肝陽が経脈を上亢して生じる．

②　嘔逆（嘔吐）

　　肝の疏泄が気鬱などにより条達できなくなると気逆を生じ，肝気が嘔逆して胃を犯すと生じる．

③　痙攣

　　体内で内風が生じ，肝風内動の現象である．

美容：肝は眼を主るので眼力を作る．また，血を蔵し顔の血色に変化を与える．よって肝血が不足すると顔色が悪く暗黒色で，肌はかさつき，眼力がなく爪が枯れる．さらに肝気のうっ滞が長期化すると熱化して顔面の気血が衰えてシミを形成する．肝と心包は厥陰に属しているので，両者の病変は相互に影響を受けやすい．

第4章
刺鍼(灸)操作法
具体的な刺入操作の解説
得気・行気・守気

本章で学ぶ内容

気血とシワ鍼のポイント

シワは，表情筋の収縮により生じ，加齢とともに変化する．顔面筋肉が収縮することで，皮膚にシワをつくり，表情となってあらわれる．そのシワは筋肉と直角になっている．ここでの術式は，表皮に軽く，肌表に気血を導くことを意識する．使用する鍼の本数は「少而精」(少ない鍼で最大の効果を引き出す)で気血を導く．具体的には表皮への皮膚刺激を基本として効果を引き出す．

刺入深度を考え，過剰な量の鍼は避ける．肌はデリケートなため炎症や皮下の出血を伴う可能性が高く，細心の注意を怠らないようにする．

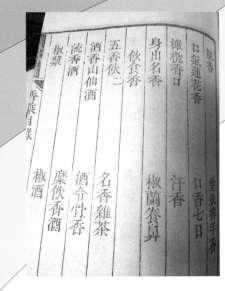

周嘉冑『香乗』に「飲食香」と記されている．「飲食香」には現代の薬膳を彷彿とさせる香の文化がみえる．
(著者撮影)

Ⅰ. 気血の補瀉法

美容の補瀉

　鍼灸学では，鍼に補瀉法を用いて経穴に刺激を与え，気血の流れを誘導する．それらは経脈，絡脈を開いて，五蔵六府や四肢百骸に気血津液を補充することで，脈気の流れを促して，全身を栄養する（図4-1）．

　鍼灸学には，鍼の操作による経穴のもつ働きを利用する．蔵府の機能を促して，栄養物質である気血や津液を生み，五蔵六府を養って老廃物を除去する．さらに，身体活動の低下を改善するといった，手技と経絡をコラボレートさせて気血，蔵府の活動を活性化させるオールインワン治療である．

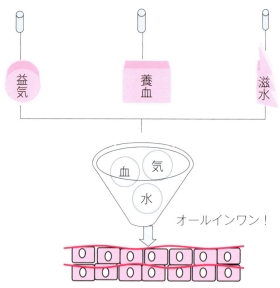

図4-1　気血水と皮毛との関係
気血で血色を出して津液で潤いと艶のある肌にする

　得気とは，施術者の刺鍼技術により治療効果をより高める手技である．主に酸，脹，鈍，麻などによる鍼のひびきのことである．

　鍼治療の基本は，この得気による"気"が病巣部に至ってこそ，より高い鍼の効果が引き出されるとしている．しかしながら，美容においては得気感を施術により誘発させる強力な"技"の必要はまったくない．むしろ置鍼により気血が集まることを待つのが望ましい．しかし，「全身より診る」という鍼灸美容では，身体に現れる様々な病状の改善も必要とされる．そのため，ここでは全身の体質を改善するための鍼手技としての解説をするに止める．顔面部への局所刺鍼（標治）の概念とは異なる．

1) 候気法

鍼を一定の深さまで刺入しても気が至らないときに、しばらくの間、鍼を留置させることにより、気が至るのを待つ方法である。この方法は中国で留鍼法と呼び、日本では置鍼術として使われている。その主たる方法は、気の到来を窺うことにある（図4-2）。

提挿法などを行って気を得るまで刺激するが、この方法は置鍼による気の到来を待つことにある。とりわけ顔面部では無理な刺鍼による刺激は避け、皮下出血を起こさないようにする。

温故知新　『霊枢』逆順篇第五十五
「脉之盛衰者 所以候血気之虚實 有餘 不足」（脈の盛衰なる者は、血気の虚実、有余、不足を候うゆえんなり）
意訳・解釈：脈に力があったりなかったりするのは、気血の虚実の現れで、脈象から気血の有余と不足を診察できる。

2) 催気法

体内の脈気を、循・按・動・揺・搓・顫・搗・飛・弾などの手技を用いることによって、得気現象を意図的に操作する方法である。

循法：刺鍼直後に刺鍼部周辺の経絡を手指でなでたり、さすったりして気血を巡らせる。

按法（図4-4）：鍼柄を押さえて鍼体を曲げ、鍼が動かないように固定して、鍼のひびきを病位に向けて放散させ得気の方向をコントロールする（『鍼経指南』）。そのため行気法と組み合わせることで、行気の速度や拡散エリアの調節に用いることから按圧行気法ともいう。

揺法（図4-3）：鍼体を上下左右に大きく揺り動かすことにより鍼孔を大きく広げて邪気を外部に漏らす抜鍼法である。主に実証や熱証に用いられることから、瀉実や清熱に利用する（唐代初期の楊上善『黄帝内経』太素には「揺大其穴気出（巻第十九）」（大きく揺すり動かしてその鍼孔より気を出す）とあり、また同書の注釈にも「揺大其穴 因呼出鍼故鍼與邪気 俱出勿傷正気也（巻第二十四）」（大きく揺すってその鍼孔より邪気を呼び出す。そのときには同時に出る正気にまで傷を付けてはいけない）と記述されている。

搓法：鍼柄を時計回り、もしくは逆時計回りに捻転し、補瀉の作用を催す。

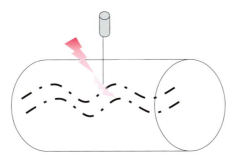

図4-2　候気法

動法(図4-4):前述の搓法や揺法,また,按法などを組み合わせることで,ちょうど鈴を揺り動かすように,押し入れたり引き上げたり,また,回転させたりする.このことで,鍼体の振動がそのまま脈気に振動を与えるという*.

飛法:手指を開いたり閉じたりする均等の操作が,ちょうど鳥が羽を広げているような動作に見えることによりこの名がついた.主に得気感覚を強める.

顫法(図4-5):刺鍼後に気を催すことができなければ,鍼体を震わせる(『神応経』「持針細細動揺」微々,細かく,揺すり動かす)ことで気を得る.顫法は提挿補瀉法とは異なり,鍼体の上下幅を大きくして振動させることはない.

搗法(図4-5):雀啄術に捻転を加え,鍼下の気を留めて去らないようにする.ちょうど「雀が餌を啄ばむような」動作がポイントとなる(『金鍼梅花鈔』「搗 ……亦如雀之啄食」).顫法と類似しているが,搗法は腕の震動を用い,顫法は手指の震動を用いることに差がある.

弾法(図4-6):手指で鍼柄や鍼体を指で弾くことで鍼感が強まり,脈気の流れを促すことで行気などの作用を強める.さらに補瀉手技直後に置鍼して弾法を行うと補瀉の作用がより強くなる.弾法の回数は普通7〜10回でよい(『金鍼梅花鈔』「弾法有二義 一為弾鍼 二為弾穴」*).

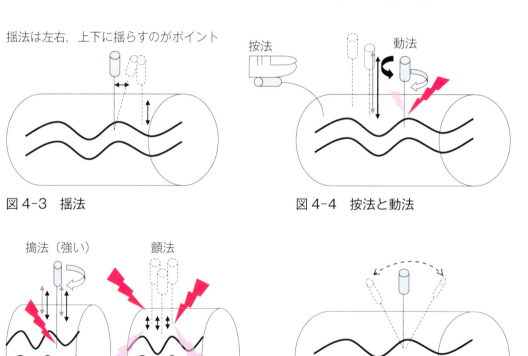

図4-3 揺法　　図4-4 按法と動法

図4-5 搗法と顫法　　図4-6 弾法

---

*陸寿康・他編著:針刺手法一百種.中国医薬科技出版社,1988.

3）守気法

　古来より中国では，体内で"気"を練り，それを行気させて"気"を五蔵六府へと移動させる方法を存思法と呼んだ．この存思法は健康や若さを保つ秘訣であり，精を保ち（守る）気をめぐらせる（保精行気）方法として，古代の医家である葛洪や陶弘景らも重要視した．彼らは晋以前の"気"の理論を集大成し，これらの気を体内で保持する方法を「守一」とした．「守一」の概念は健康や養生を極めるための軸足であった．したがって中医学でいう守気は，伝統的な哲学的概念が存在する．とりわけ鍼灸医学では，刺鍼時の気を体内で生じさせることが伝統的な手法として現代まで受け継がれ，守気は，刺鍼による得気によって生体に生じた気を体内に保持することを目的としたものをいう．守気は鍼尖部で集まった気を留めて離れないように固定させ，鍼感の時間を伸ばすことにある．術者は精神を鍼尖に集中させ，鍼尖に伝わる感覚を研ぎすませることが守気法を達成させる要因である．

　守気法には顫・揺・動・搗・弾・飛（顫，揺，動，搗，弾，飛は前述）のほかに刮・擺などの方法がある．

　刮法（かつほう）（図4-7）：指の爪で鍼柄を上から下へ（補法），もしくは下から上へ（瀉法）擦し，鍼体を微妙なリズムを用いて震わせる方法である（『金鍼梅花鈔』「拇指爪甲頻頻掻刮鍼柄　使鍼身発生細微顫動　也有激発経気作用」と載る）．

　擺法（はいほう）：左右に揺り動かすので揺法と類似しているが，擺法は緩やかに力を入れすぎない．揺法は左右上下に強く揺り動かすが，擺法は上下に強く揺り動かすことはない（『金鍼梅花鈔』「擺……挟持鍼柄　一左一右　頻頻擺動　以催気前進　使気向遠処流行」と載る）．

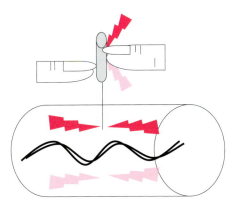

図4-7　刮法

4）行気法（運気法，引気法）

　刺鍼による得気の効果は「気至病所（気が病の所に至る）」の原理に従って，鍼感を脈気の流れに沿って目的の部位に伝導させ，鍼感の効果を高めることで，気血津液を疎通させて筋脈を養い，気血を調えることにある．このような経脈を介する気血の伝達作用を循経感覚伝導という．行気は気の巡りを促進させる方法であり，置鍼時間や刺鍼時の手技の使い方にも影響を与える．その具体的な手技には通経接気（気を接合して経脈を通じさせる）を中心にした，迎随・按・圧・弩・添・倒などの方法

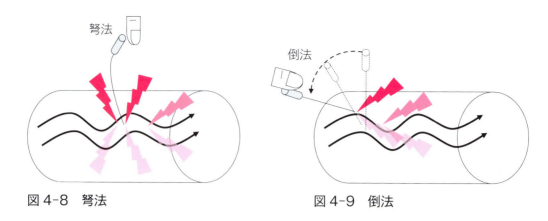

図4-8 弩法　　　　　　　　　図4-9 倒法

がある．

弩法(どほう)（図4-8）：弩法とは，刺鍼局所に鍼感を得た後に鍼の先端部を目的の方向に向けて鍼体を弯曲させて，気を病所に至らしめる方法である．弩法は鍼尖を病所に向けることで，鍼感を患部に至らしめる（行気引気）．このことがこの手技のポイントである．

倒法(とうほう)（図4-9）：刺鍼得気により鍼感を得た後に，鍼を皮下まで引き上げ鍼尖を患部に向けて鍼体を引き倒す．

添法(てんほう)：鍼体を浅層より深層まで一気に押し入れることをいう．反対に深層より浅層部まで一気に鍼を抜く方法を抽(ちゅう)と呼び，『金針賦』には抽添と載る．

II．施術を行う際の基本原則

　人体の生理的な活動が円滑に営まれず身体に異変が生じると，眼光や顔の表情また発声状態には活気や明るさが消える．肉体的にも緊張感で張りつめ，身体動作は鈍くなり，表情や容姿には元気がなくなる．これらを改善するための基本原則を**表4-1**に示す．

　さらに，顔面部を流れる経絡に沿って気，血，津液，精の運行を促進させ，皮毛，肌膚，筋へと潤いと栄養を与える．すなわち経絡流注はパワーを導くルートであり，経穴はそのパワーを誘導するパワースポットである（**図4-10**）．ここでは気血の誘導をねらって，"標"（局所）を中心にした顔面鍼のアプローチを行う．顔面で全身の体調を考えるので，顔の気血から全身所見をみる．

温故知新　『霊枢』陰陽二十五人篇
「其稽留不至者 因而迎之 必明於經隧 乃能持之」：気が遅々として至らないとき，あるいは気が途中で滞留するときは，その遅滞・滞留するところに刺鍼して気を迎え，病所に運行させよ．
『難経』七十八難「順鍼而刺之 得気因推而内之是謂補」：鍼下に得気を得てから，鍼を内に推し入れると補法となる．

表 4-1　施術を行うにあたっての基本原則

盛んなれば瀉法 →	正気が衰えて邪気が充実しているものには瀉法を使う． 《美容所見》　ニキビ，口臭，皮膚炎，肥満
虚すれば補法 →	正気の不足のことで気血の虚弱や蔵府の衰えをいう． 《美容所見》　顔色や爪の色が悪い，皮膚のかさつき 　　　　　　肌のたるみ，発声の抑揚に変化が現れる
熱あれば疾する →	熱邪が盛んな状態で陰液が奪われたものをいう． 《美容所見》　皮膚の腫れ，目の充血，イライラする 　　　　　　各種皮膚炎
寒あれば留める →	陽虚体質や外感寒邪により経気が滞ったものをいう． 《美容所見》　皮膚の血色がない，皮膚の乾燥 　　　　　　下腿の腫れ，肌のたるみ
陥下すれば灸 →	蔵府の気が衰弱したものをいう． 《美容所見》　消痩，明るい表情がない 　　　　　　しなやかに振る舞うことができない
宛陳は取り徐け →	瘀血が体内で停滞した状態で蔵府や経絡の機能異常を引き起こすものをいう． 《美容所見》　膿腫，色斑，顔のくすみ，セルライト
不虚不実には経を取る →	虚証でも実証でもない場合には，関連経脈を用いて治療するものをいう． 《美容所見》　肥痩，肌のたるみ

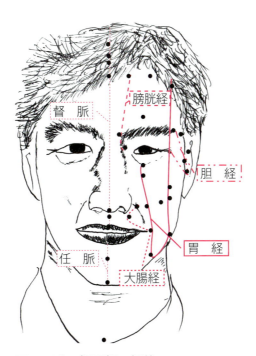

図 4-10　顔面部の経絡

1) 輪郭とシワ

シワは皮膚の老化現象の現れであり，特に目尻のシワは魚尾紋と呼ばれ 25 歳以降にみられる．魚尾紋は目尻の外側に出現するいくつかの細い線が交互に絡み合った集合線である（**図 4-11**）．シワが形成される要因として，精神疲労，肉体疲労，脾気や心血が失われた結果，気血による肌膚への栄養不足，あるいは過度の七情の変化によって肝気がうっ滞することで気滞血瘀を生じて肌膚が栄養できない（**表 4-2**）．

顔の輪郭は国や地域により，また個人差がある．ガッチリ型や卵型，おにぎり型，梅干し型，将棋駒型，ニンジン型など，形（容顔）は千差万別存在している（**図 4-12**）．童顔といわれても，一般的に青年期に入ると顔が引き締まり，幼さが自然に消えていく．顔つきも，輪郭ひとつが違うだけで雰囲気は変わってくる．ここでは形体の美化を目的とし，全身の経絡経筋を基本におきながら，気血の運行や経絡の閉塞による代謝障害，また，内分泌系や循環器系の調節を実践する（**表 4-3**）．

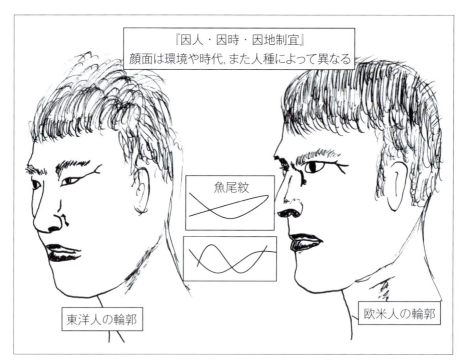

図 4-11　輪郭やシワの地域・人種による差異

表 4-2　シワのタイプ別分類

分類	望色	特徴	脈診	舌色	苔状
肝気鬱滞証	暗黒色	皮膚が乾燥，粗糙※	弦	瘀斑	薄白
気血両虚証	蒼白	肌が乾燥	虚細	歯痕	白・膩
腎精不足証	憔悴	白髪でシワが粗い	沈細	淡	薄白

※粗糙は「キメの粗さ」をいう．粗造は「粗末に作る」こと．『大漢和辞典』八巻，893 頁．

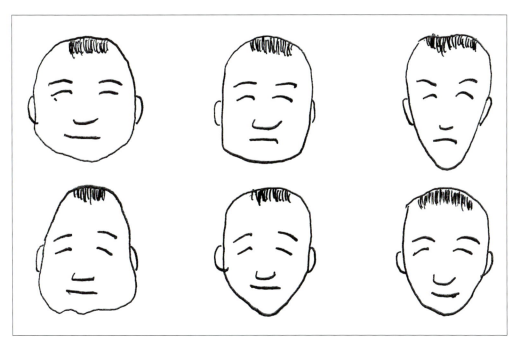

図 4-12　様々な顔の輪郭

表 4-3　体形によるタイプ別分類

分　類	望　色	特　徴	脈　診	舌　色	苔　状
肝腎陰虚証	暗黒色	皮膚が乾燥，粗糙	細	痩	少
脾胃虚弱証	蒼　白	曲線美の欠乏	沈　細	歯　痕	白
腎精不足証	髪が薄い	矮　小	沈　細	淡	薄　白
痰湿内阻証	ツヤが少ない	肥　満	濡　滑	淡　胖	膩・滑

2）刺鍼によるシワ鍼

　シワができるのは，十分な気血が肌に巡っていないためである．シワは様々な形（交差型，直線型，弯曲型，紋の浅いものから深いものまで）に分類できる．老化現象によるシワは腎気の衰退を伴って水分が少なくなり，皮膚の潤いが失われて肌荒れの原因となる．腎が充実していれば五蔵の働きも旺盛で気血が充足するので，容貌は衰えることなく長生きでき，髪の毛や肌には艶があり生き生きとしている．しかし，過度の肉体疲労，慢性疾患，不摂生な性生活などにより腎気が衰退すると，肉体上の成長発育が妨げられ，肌の早老化が進んで，シワや肌荒れの原因を作る．それらのトラブルを解決する方法の一つに，シワ取り用の美顔鍼法が用いられる．

　これはシワの溝の深さにより鍼の角度を変えて刺鍼し，皮下で鍼を止めて，筋肉への刺入は避ける．美顔用の鍼は鍼柄が長く渦巻き状になっているので操作しやすく，鍼体は短かく，皮膚に刺入しやすく作られている（図 4-13）．

　中医美容を行ううえで欠かすことができないのが，気を局所に誘導する手技である．これは気血を動かすことを主な目的とし，鍼刺激の質と量が要求される．しかし，形体美の乱れは気血，津液の流動に障害を受けたことによることが多く，その改善法は経脈経気の流れを改善させることにある．

　『霊枢』陰陽二十五人篇には「上に気が余りあるときは，上の気を導いて下にくだせ．上部に正気が

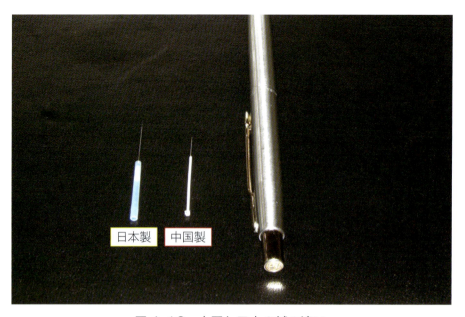

図4-13　中国と日本の鍼の違い
(中国製の鍼体は日本のものより短いので安定感がある)

足りない病は，気を推し上げよ」とある．それは運行する全身の気血をコントロールすることで，必要な部位や場所に気血を集めて身体や肌表部の栄養を回復させることにあるという．虚実に対する補瀉については『素問』調経論篇に「実を瀉すときは，吸気時に鍼と気を一緒に体内に入れ，邪気が出るための門を塞がない」とある．

　虚証については「鍼をもち即に刺入するのではなく，こころを落ち着かせ，呼気を行うときに刺鍼する．鍼孔を揺るがせてはならず，鍼とその周囲をしっかりと塞ぐ．このようにすれば気を損なわない」と，具体的な刺鍼手技における虚実への補瀉法についての説明が論述されている（離合真邪論篇にも呼吸と気について載っている）．

　人体の機能が衰える原因が蔵府や経絡また気血と密接な関係にあると，中医学では考えられている．肌膚は全身を覆い，内部は肺と合体している．肺は皮毛を主るので，呼吸や皮膚の生理活動との間は互助関係にある．さらに肺は腎の納気作用を受けて吸気を助け，呼吸活動をスムーズに行っている．したがって肺が脾より栄養を受けると肌膚を潤して艶を出し，肺の持つ宣発作用で百脈を集めて脾胃で化生された気血を全身に運ぶことで皮毛が栄養を得る．また，五官（目・舌・口・鼻・耳：二陰）は五蔵六府と通じているので，蔵府の働きを損なうと顔面部の肌膚や五官を衰弱させる．このような老化衰退を受けた肌膚を中医弁証では腎精不足証，脾気虚（脾失健運）証，肝気鬱滞証，肺気虚証，心気虚証の5つのタイプに分類している（表4-4）．

表4-4　養顔を必要とする老衰顔の弁証分型

分　類	望　色	特　徴	脈　診	舌　色	苔　状
腎精不足証	暗黒色	皮膚が粗糙	沈　細	淡	薄　白
脾気虚証	黄色でツヤがない	消痩か肥胖	緩　弱	淡	白
肝気鬱滞証	暗い	シミ，シワが多い	弦	瘀　斑	薄
肺気虚証	淡白色	肌が粗糙	虚　弱	淡　胖	白
心気虚証	淡白色，テカる	肌の乾燥	虚	淡	白

（1）シワ鍼のポイント
標治法（対症療法）を中心とした肌質美

（図4-14～20）

■ポイント
- 微鍼を用いて浅刺する．
- 鍼の刺入は浅く，軽く，気血の招来を促すことに術者は意識を集中する．
- 合谷や大衝の配穴で，全身の気血が局所に集まりすぎないように配慮する．
- 過度な刺激や深部刺入は皮下出血を招く可能性が高いので注意する．
- 顔面局所の消毒を厳密に行い，鍼の刺入部位における化膿性の炎症を防ぐこと．
- 本より標にポイントを置いた施術法．

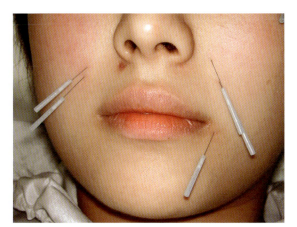
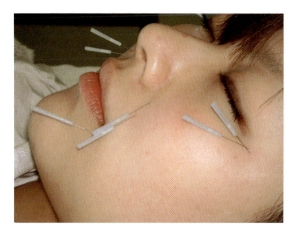

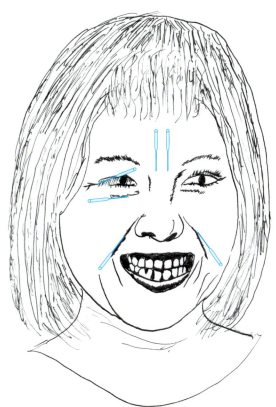

図4-14　シワ鍼の刺鍼法

気血を標に迎える

■ポイント
- 紋（シワ）の違いや特徴などにより，鍼尖の刺入方向や角度を調節して軽く浅刺入する．

シワの名称	正中線よりのシワの走行
斜紋	斜めに走るシワ
横紋	水平に走るシワ
裂紋	数本の小さなシワが重ねて出たもの（岩の割れ目に似る）
縦紋	縦状に走るシワ

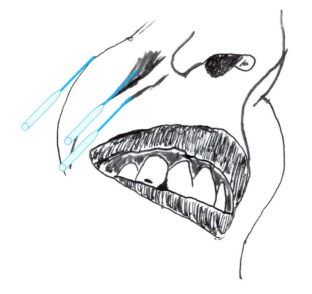
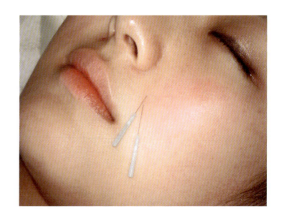

図4-15　斜紋刺

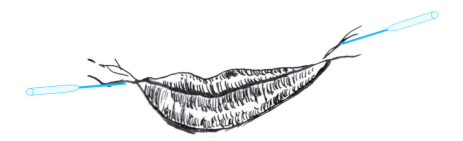

図4-16　横紋刺

Ⅱ．施術を行う際の基本原則　99

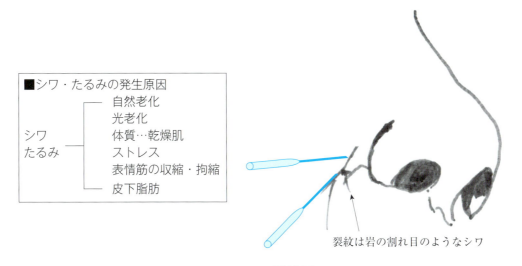

図 4-17　裂紋刺

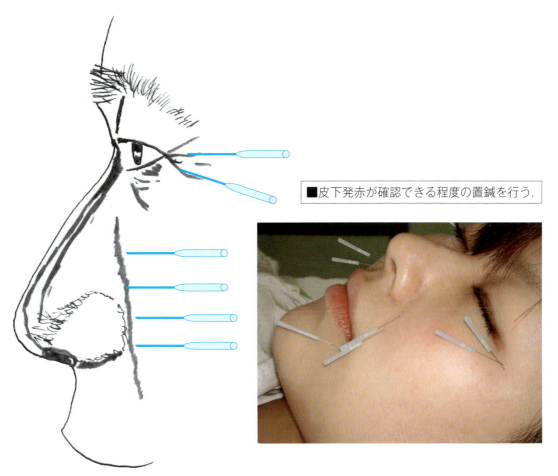

図 4-18　縦紋刺

気血を標に迎える

■ポイント
- 術者がそれぞれの患者の皮膚情報をよく把握するために，スケッチなども有効である．

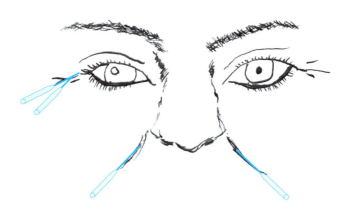

図4-19　スケッチの応用例

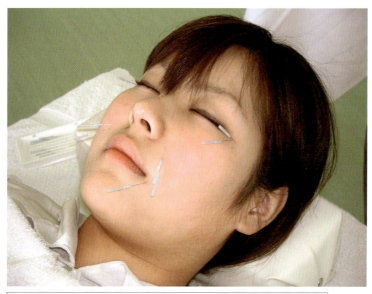

■美容鍼を行う前にシワやたるみの目立つ部分をスケッチしておく．同部位への刺入時に参考となる．

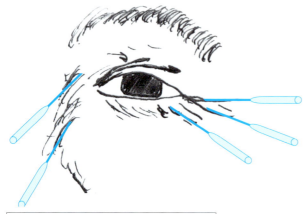

■シワの本数や流れる方向に注目しておくこと．

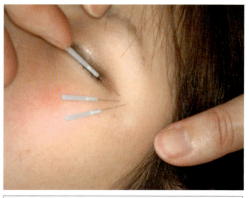

■合谷刺は鍼と鍼の間に谷間ができるように刺す．深刺に注意する．浅刺を主とする．気血を招くイメージで行う．

図4-20　合谷（鶏足）刺法

(2) 眼瞼周囲のシワ・たるみへの刺鍼

気血を標に導く

　一般的に眼瞼周囲のシワとたるみは，眼瞼挙筋腱膜が瞼を引き上げる力が弱くなり，皮膚をしっかりと持ち上げることができずに，重瞼線が乱れ浅く広がるために形成される．

① 刺入準備
　拇指をシワの流れる方向に向けて軽く引っ張り，その場で拇指を動かさずに，刺入する体勢を調える．

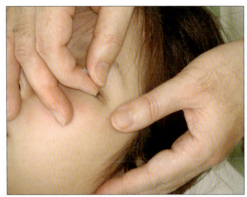

② 切皮
　右手示指と拇指で鍼柄を把持固定し，シワの角度や方向に沿って鍼尖部を皮膚に接触する．

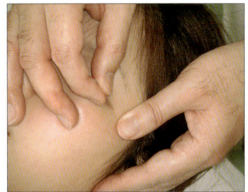

③ 刺入角度
　右手示指と拇指で鍼柄の把持固定を行いながら，左手の拇指で引っ張っている皮膚を放し刺入する．

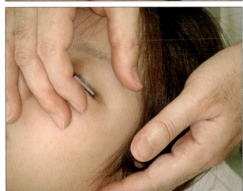

④ 置鍼
　右手示指と拇指でシワに沿って少し刺入して終わる．

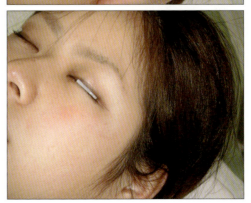

図4-21　単刺法（顔面左側）

(3) 左側目尻のシワに対する刺入方法

気血を標に導く

　眼瞼挙筋腱膜の機能低下により無意識的に眉毛を挙上することで前額部のシワが現れる．また，眉毛の無意識的な挙上により眉毛の下部の皮膚が下がり，眼瞼部の皮膚がたるみ，目尻のシワ（カラスの足跡）が現れる．ここでは，カラスの足跡と呼ばれる目尻のシワの刺し方について，合谷刺を例に紹介する．合谷刺は，刺入した鍼と鍼の間が谷間のようにみえることからこの名がついた．

① 刺入準備 　左手拇指で刺入側の皮膚を軽く引っ張る．右手で刺入方向と角度を決める．	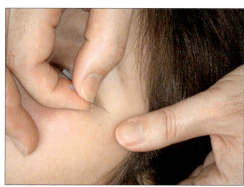
② 切皮 　右手示指と拇指で鍼柄の把持固定を行い，シワの角度や方向に沿って鍼尖部を皮膚に接触する．	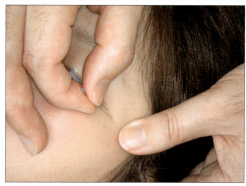
③ 刺入角度 　切皮後，シワの方向やシワの溝の深さにより刺入角度を変えて刺鍼する．	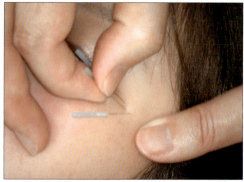
④ 置鍼 　シワの量や溝の深さを考えて刺入する．右図の刺し方は合谷刺法を用いている．	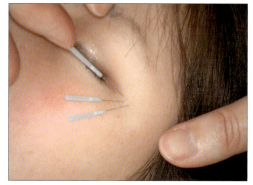

図4-22　合谷（鶏足）刺法（顔面左側）

Ⅱ．施術を行う際の基本原則　103

（4）右側目尻のシワに対する刺入方法

① 刺入準備
　右手示指と拇指で鍼を把持し，左手拇指で刺入部のシワに鍼尖を固定する．

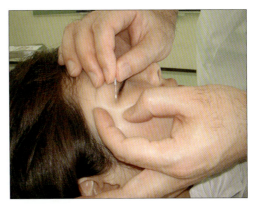

② 切皮
　シワの角度や方向に沿って鍼尖部を目的の方向に向ける．

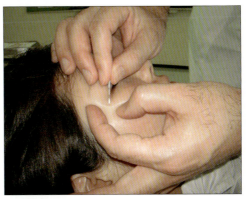

③ 刺入角度
　皮膚を引っ張っている拇指をそっと放して切皮と同時に軽く刺入する．

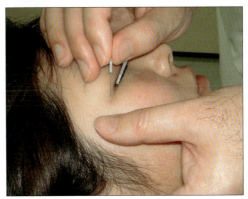

④ 置鍼
　刺入が確認できたら手を顔面部よりそっと放して終了する．シワの角度や量によって同様の方法を再び繰り返して刺入する．

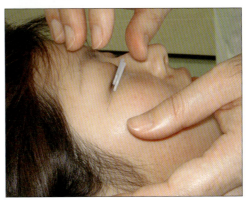

図4-23　合谷（鶏足）刺法（顔面右側）

（5）ほうれい線への刺入方法

気血を標に導く

ほうれい（法令*）線のような縦状のシワの流れる方向に沿って刺入する（縦紋刺法）．

*『神相全編・神異賦』に「法令入口……法令者口辺紋也」と載り，法令は口の辺の紋である．

① 刺入準備
左手拇指で刺入部のシワの深さを確認しておく．

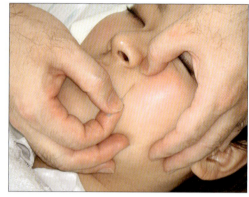

② 切皮
シワの角度や方向に沿って鍼尖部を目的の方向に向ける．

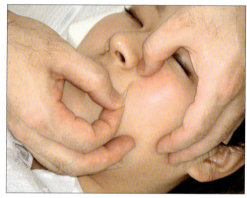

③ 刺入角度
皮膚を引っ張っている拇指をそっと放して切皮と同時に軽く刺入する．
※縦紋刺法を使う．

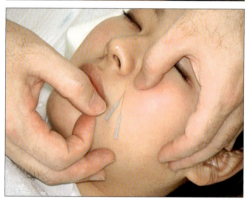

④ 置鍼
刺入が確認できたら手を顔面部よりそっと放して終了する．シワの角度や量によって同様の方法を再び繰り返して刺入する．

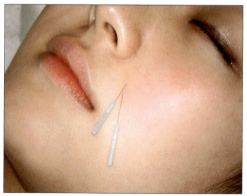

図4-24　縦紋刺法（顔面左側）

（6）口角部のシワに対する刺入方法

気血を標に導く

① 刺入準備
左手拇指で刺入部のシワの深さを確認しておく．

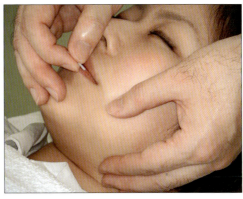

② 切皮
シワの角度や方向に沿って鍼尖部を目的の方向に向ける．

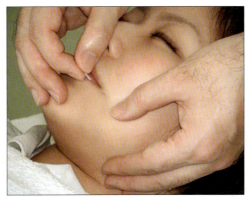

③ 刺入角度
皮膚を引っ張っている拇指をそっと放して切皮と同時に軽く刺入する．

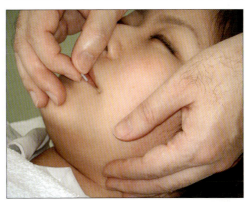

④ 置鍼
刺入が確認できたら手を顔面部よりそっと放して終了する．シワの角度や量によって同様の方法を再び繰り返して刺入する．

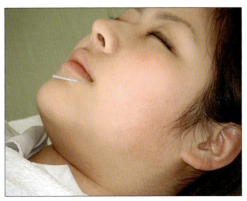

図4-25　縦紋刺法（顔面左側）

3) 灸　法

■ポイント
- 火傷に注意をする.

　疲れ切った体がだるいのは気血の不足の現れで, 顔面の微笑みを歪める. 気血が蔵府や全身の経絡によどみなく循環するためには, 陽気の働きは欠かすことのできない手段の一つである. 陽気が顔面や頭部にまで上昇するという運動性作用をうまく使うことで, 寒を除いて温陽を促す. その方法として, 艾から出る煙を経穴に「燻蒸」する「燻し灸法」と「炙り灸法」がある. この「燻し灸法」と「炙り灸法」は足の裏側にある腎経の井穴, 湧泉穴から陽を注ぐことにより腎陽を補って, 下肢の寒冷による血行障害の改善と, 補腎による人体の発育成長を促進させ老化の予防をする. それと同時に, 陽は気血を顔面頭部に押し上げて肌膚を栄養し, 顔面に血色を戻し, 皮毛腠理を広げて自然界の気を取り込む.

　寒邪は人体に冷えをもたらすのみにとどまらず, 肌膚においては乾燥させる性質があるために,「燻蒸法」を用いて補陽散寒の働きを促してその作用を引き出す. 湧泉穴は開竅穴であり, 腎経の井穴で脈気の出所である. 腎経は心経と交接している.「心の華は顔」という古典的概念よりも, 心気を補って開竅醒神（神を覚醒させて脈を開く作用のこと）を促進させることにより, 顔面の血行不良などを改善させる.

　また, 湧泉穴は回陽九鍼中にある経穴の一つであるので, 厥証（軽症では手足の寒冷を覚え, 重症時には人事不省となる）や閉証（邪気が体内で滞って蔵府や経絡の機能を妨げる）, また, 癲証や蔵躁（女性に多いヒステリーに相当するもの）や, 衝任の二脈を養うことができないために生じる不妊や生理不順, 腎虚による諸症状を改善する.

(1) 湧泉燻蒸法（ゆうせんくんじょうほう）

ここでは固定式の湧泉燻蒸法と手動式の湧泉燻蒸法の2つを紹介する．

①**固定式・湧泉燻蒸法**（図4-26）：まず，市販の棒灸（艾条灸）を用意する（図①）．包装紙を取り除いて棒灸の先端部分に点火する（図②）．膿盆の中に火消し壺（切込み入り）を固定する（図③）．火消し壺の上に棒灸をねかせて固定する（図④）．棒灸先端部分を湧泉穴に向けて，湧泉穴を燻す（図⑤）．燃焼後の艾の燃えかすは膿盆内に落下する．患者の反応を観察しながら燻す方向や位置をずらして火傷を防ぐ．

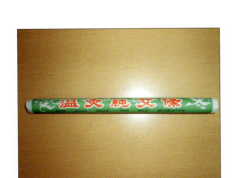

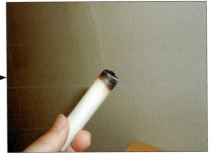

②棒灸の先端部分に点火する．

①棒灸の包装紙をとる．

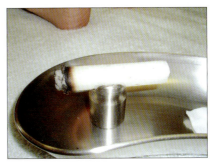

③膿盆内に火消し壺を置く．

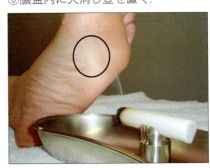

④棒灸を切込み入り火消し壺に載せる．

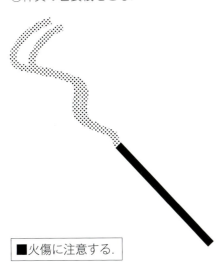

■火傷に注意する．

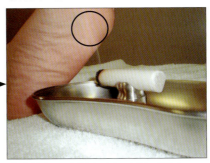

⑤先端部分を湧泉穴に向けて燻す．

図4-26　固定式・湧泉燻蒸法

②**手動式・湧泉燻蒸法**（図4-27）：市販の棒灸（艾条灸）の包装紙を取り除き，先端部分に点火する（図①）．炙れる状態にまで燃焼させ，先端部を湧泉穴に向け（図②），円を描くように回旋させて湧泉穴を中心に炙る（図③）．湧泉穴と棒灸先端部は2～3cm空けて炙る（図④）．

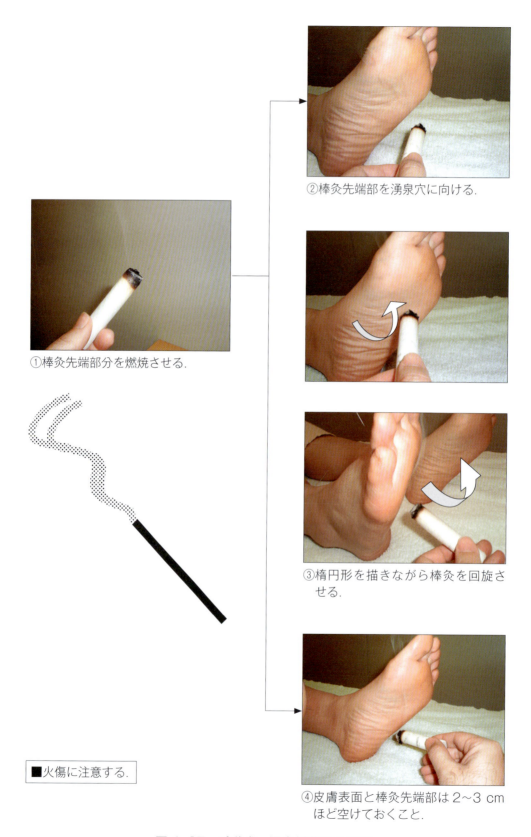

①棒灸先端部分を燃焼させる．

■火傷に注意する．

②棒灸先端部を湧泉穴に向ける．

③楕円形を描きながら棒灸を回旋させる．

④皮膚表面と棒灸先端部は2～3cmほど空けておくこと．

図4-27　手動式・湧泉燻蒸法の手順

(2) 大椎(だいつい)燻蒸法

督脈経は陽脈の海で，諸々の陽が集まってくる場所である．全身の陽気を鼓舞し，奮い立たせることで全身の気血をコントロールする働きがある．とりわけ大椎穴の働きは風邪を取り除いて体表を守り，熱邪を清して陽気を通じさせることで「元神の府」たる脳の活動を活発にさせる働きをもつ経穴である．したがって大椎に"陽"を入れることで気血の巡りを改善させて皮膚表面部の滋養と脳への気血の供給を促す（図4-28）．

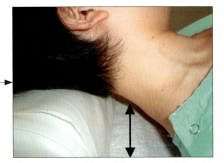
②まくらを外後頭隆起の下に置き，首とベッドの間に指が5本程度入る隙間をつくる．

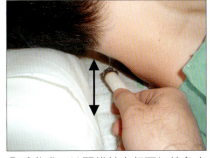
③手動式では頸椎棘突起下に棒灸を入れる．

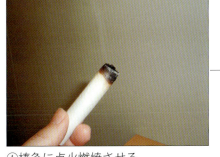
①棒灸に点火燃焼させる．

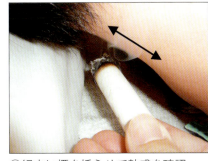
④経穴に煙を燻らせて熱感を確認．

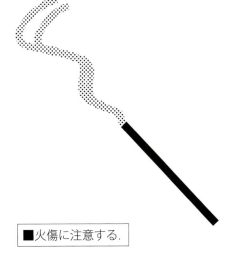
⑤固定式では膿盆に火消し壺を固定．

■火傷に注意する．

図4-28　大椎燻蒸法の手順

(3) 脈気温陽法

　気候の激しい変化は経絡流注の流れにも著しく反応し，最も影響を与えるのが寒邪による気血の阻滞である．寒の性質である凝滞性や収縮性は気血の流れを塞ぎ，腠理を閉じて潤いを失わせ，血行を阻み血色を止める．そこで陽を補って脈気を温め経気の流れを改善する温陽法がある（図4-29）．

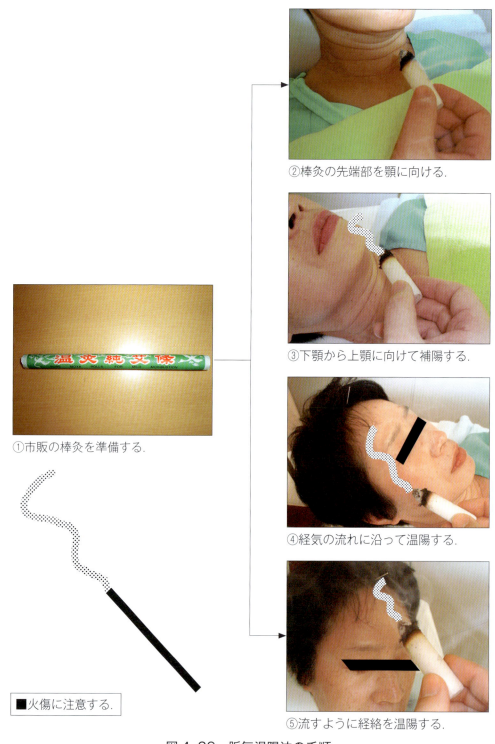

図4-29　脈気温陽法の手順

Ⅲ. 皮膚の構造と働きを知る
──表皮の解剖と生理

1）肌には自律神経の活動を促すセンサーがある

　肌の面積は平均して $1.6\,m^2$ で，その重さは体重の 8% である．肌は表面から表皮，真皮，皮下組織の3層構造と皮脂腺，汗腺，毛髪，爪などの付属器官から成り立っている．

表皮の働き

・ケラチノサイト（角化細胞）を作り出す．

・メラノサイトで作られたメラニン色素が紫外線を吸収して，体内を守る．

・ランゲルハンス細胞が有害物質の侵入をブロックする免疫システムをもつ．

真皮の働き

・皮膚の潤いを保つ水分貯蔵庫である．

・表皮への栄養は血管網を通じて酸素を送り込む栄養装置である．

・皮膚の本体ともいえる部位，肌の弾力やハリを守る．

皮下組織

・皮下脂肪は体温を保つ保温装置である．

・皮下脂肪は外部からの衝撃を和らげる緩衝剤である．

（1）表皮の構造

　表皮は，神経は分布しているが血管がない．ところが肌にはみずみずしさを保ち，異物の侵入を防ぐ機能が，防御装置として存在しているのである．肌の厚さは平均約 $0.06\,mm$ より $0.2\,mm$．上から「角層」（$10\sim20\,\mu m$），「顆粒層」，「有棘層」，「基底層」の4層からなり，大部分に「ケラチノサイト（角化細胞）」と，それが変化した細胞が占める．

　基底層は，1層の「基底細胞」などからなる．表皮と真皮の間には「基底膜」という薄い膜があり，「基底膜」を介して真皮と繋がる．「基底膜」には約50種類におよぶタンパク質が含まれている．基底膜のタンパク質がどのような形態をしているのかを免疫組織化学的に調べた結果が公開されている（Mouse Basement Membrane Bodymap「マウス基底膜ボディマップ」）．その成分として代表的なものにラミニン，ニドゲン，IV 型コラーゲン，パールカンが知られている．これらの仲間の中で，細胞の中心的役割を果たすのがラミニンである．肌にはラミニンという巨大タンパク質の成分が含まれているため，紫外線によるラミニンへのダメージにより，ラミニンの分解が進み，表皮が剥がれやすくなり，キメの粗い肌をつくり，肌荒れや，肌老化の引き金にもなる．

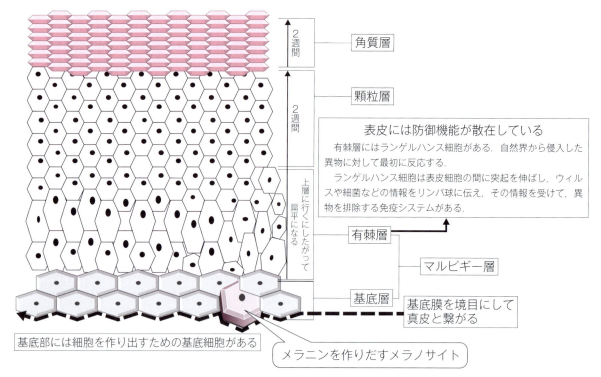

図4-30　表皮（ケラチノサイト）を構成している細胞

(2) 表皮ケラチノサイト（角化細胞）について

　ケラチノサイトは肌（皮膚）の外側にあり，異物の侵入，体の水分の蒸散を防ぐバリア構造で，体内を保護する（図4-30）．基底細胞が分裂して新しいケラチノサイトをつくる．表皮の構成する細胞の9割以上がケラチノサイトとよばれている細胞で，基底層で生成された新たな細胞により皮膚表面に向かって押し上げられていく．ケラチノサイトは形を変えて，最後にはケラチンからなる角質細胞となり，角質層に停滞後は，角片になってはがれ落ちるのである．また，免疫システムの最前線基地である．この免疫センサーが表皮にある．表皮の角質細胞は約4週間で入れ替わる．これを表皮のターンオーバーとよぶ．

2）肌のキメ

　皮膚の表面を上下，左右交差している皮膚の表面に網目状に走っている細かい溝（皮溝）と，丘のよう盛り上がった皮膚の部分を皮丘とよび，皮溝と皮丘によって作り出しているのがキメ（肌理）である（図4-31）．キメの粗い肌は，皮膚の表面の脂分が不足して，潤いがない．さらに皮溝が広がり，皮丘が不揃いに盛り上がる状態のものを指す．皮溝が深くなり，一定の方向に伸びたものをシワ（皺）というものである．東洋医学ではこのキメのある部分を腠理とよび，毛孔の開閉を調整して体温や発汗を調節する．

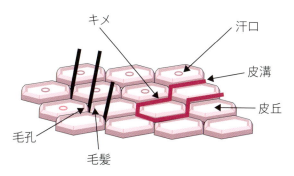

図4-31 皮溝と皮丘によりキメができる

3）シワの形成

　肌の弾力性が失われると，肌の張りが減り，あとでたるみを生じたものをシワとよんでいる．とくに肌の角質層での保湿力が低下することで，皮膚を乾燥させて，豊富な栄養が皮膚に届かないとシワを生み出す．さらに慢性的に皮膚が乾燥すると，シワの症状が進んで真皮に到達する．すると真皮のコラーゲンやエラスチンが変性して肌の弾力性が失われ，皮溝が目立ち出す．これらは皮膚の老化とともに顕著な皮溝を作り出し，さまざまな形をしたシワを形成する．そこでシワを大きく下記の4点に分類した[*]．

　①**表情ジワ**：加齢とともに変化する．表情筋の収縮により生じるシワのことである．顔面筋肉が収縮することで，皮膚にシワをつくり，表情に出現する．そのシワは筋肉と直角になっている．また，加齢により皮溝の深さは増し，次第に固定されて目立ち始め，深いシワとなって出現するために心理的にも影響を与えられる．とくに日常の感情の変化が表情筋を大きく変化させるので，心理的な負担が加わることで，表情が堅くなり，固定されたシワができやすくなる．

　②**大ジワ**：加齢とともに皮溝が深くなって生じるものをいう．原因は真皮のコラーゲンやエラスチンが変性して肌の弾力性が失われ，ほうれい線や前額部，くちびるの両端にかけて出現するシワで，中年以降によくみられるシワである．

　③**小ジワ**：目尻にはシワが生じやすく，とくに若い女性に出現する小ジワは眼輪や口輪を中心につくられる．これらは皮膚の乾燥が過度に進行した場合に出現する表皮性のシワである．目尻の小ジワは20歳ぐらいになると約10μm程度である．とくにカラスの足とよばれている目尻に現れる3本のシワも放置しておくと，溝が浅層から深層部に到達するために，弾力や張りのある肌へ回復させることは困難になる．

　④**縮緬皺**：タンパク質やビタミンの不足，保湿成分が疾病などにより失われることにより，肌の表面に出現する細かい，ちりめん状のシワのことである．これは皮膚を滋養すると回復するので，過去に生じた病気の罹患歴などを詳しく知る必要がある．鍼灸や漢方薬を使用する際には，四診を十分に行い，弁証による体質を分類し，個々のクライアントに適応した治療指針を組み立てる．

[*]浅田康夫監修，改訂版『美容皮膚科学事典』中央書院

4) 表皮を守るバリア機能

　中国の伝統医療文化には，身体表面には複数ある「気」の中で，自然界の邪気（外邪）より身体を守る「衛気」が中心的な役割をもつ.「衛気」は，防衛機能をもつバリアである．現代医学でいう皮膚バリア機能とは1番表面にある死んだ細胞でできた薄い角層のことで，鎧のように身体を守っているのである.

　とくに天然保湿成分（NMF），皮脂膜（皮表脂質膜），細胞間脂質の生理的な働きにより，シワや乾燥から肌を守る．ところがこれを失うと肌荒れやシワが目立つようになる.

・角質層から水分を失う原因
　①天然保湿成分（NMF）の減少
　②皮脂分泌の減少
　③加齢などにより表皮の代謝の低下
　④細胞間脂質の減少
　⑤紫外線〔UVB（中波長紫外線 280～320 nm）・UVA（長波長紫外線 320～400 nm）〕を過度に浴びる人は，肌の角質層に豊富な水分を滋養できないために，肌の潤いが維持できなくなる.
・潤い成分である NMF は角質細胞で水分を保持する役割をもつ．約半分がアミノ酸（セリンが最も多い）で，次にピロリドンカルボン酸（PCA）と乳酸ナトリウム塩，尿素などの成分の順で構成され，肌の潤いを保っている.
・天然保湿成分（NMF）の前駆体フィラグリンは，角質細胞が下の層から上の層に移行する際に，タンパク分解酵素によりアミノ酸にまで分解され，分解されたアミノ酸は NMF を作るための不可欠な1つの成分である.
・皮脂膜は肌の表面に覆い被さる保護膜で，脂質と汗の水分が混じりあい，水分の蒸発を防いでいる．皮脂腺でつくられて分泌される「あぶら分」のことである.
・細胞間脂質は，セラミドがもっとも多く含まれ（50%），脂肪酸（20%），コレステロール（15%）等の順番で構成されている．細胞間で細胞をくっ付けて，粘着ノリのように剥がれないようにする．また，水分が逃げないように保湿して肌を守るバリア機能がある.

5) 肌を酸化させる活性酸素

　わたしたちの生活には，肌の酸化を進行させる活性酸素がある．細胞を酸化させる活性酸素は，体内を錆び付かせる（過酸化脂質の発生）負の働きをもつ．これは現代人がもつストレス，過度に浴びる紫外線や電磁波，また，食品添加物などの汚染物質の摂取により，活性酸素を体内で作り出していることは否定できないであろう．錆び付いた細胞は連鎖的に他の細胞を腐蝕させる．初期に体内で大量に生じる活性酸素には「スーパーオキシドラジカル」とよばれているものがある．これがエネルギーを生産するときに発生する．とくに生活習慣と関わり，酸化力がもっとも強いものには，「ヒドロキシラジカル」が上げられる．また，紫外線によるものは「一重項酸素」とよび，皮膚がんを作り出すものや，細胞膜を容易に通過してしまい，細胞内で強力な透過性のある活性酸素として「過酸化水素」

がある．このような活性酸素による細胞の酸化を，わたしたちは日常生活で抗酸化酵素を用いて予防する必要がある

抗酸化力を高める食品にはポリフェノールを含む緑茶や紅茶，亜鉛，マンガンをもつミネラル類として，昆布，大豆類，イワシなどの青魚，ベータカロチンやビタミンＣ，ビタミンＥを豊富にもつトマト，レモン，キャベツや緑黄色野菜，アーモンド，納豆などの豆類があり，活性酸素の発生を予防する食品である．また，日常の生活におけるストレスによる心理的な負担を軽減させ，睡眠不足や過剰な紫外線を浴びないように注意を払う必要がある．

6）中国伝統医療文化にもある表皮の概念

表皮には「気」のなかでも「衛気」が関わる．「衛気」には防御装置があり，肌の表面を覆っている．腠理の働きを調節しながら外部の邪気の侵入を防ぐのである（図4-32）．

この「衛気」が外邪から生体を守る．このことが2000年も前の中国医学書にある．

「衛気」は体内に深く存在する「陽気」とつながっている．日夜，体内から必要に応じて「陽気」を外部に引き出す．この「衛気」の源泉が腎，副腎の機能である．

当時，庶民は，自然界にある六気（風・寒・暑・湿・燥・火）を外邪として認識し，体表から体内に侵入することで六淫となって病を作ると考えた．この原理を知った医家らは体表の「衛気」を強めて，外邪の侵入を防御する方法を使った家庭での治療方法を作り出した．

それが身体の表皮を擦る"刮痧"（カッサ）である．表皮を広げるように擦る，簡単な操作方法なので，庶民の暮らしに広く伝わった民間療法ではある．これは免疫機能，自律神経と深く結びつき，現在でも伝統医学との結びつきは深く，日常の庶民の暮らしの中で受け継がれている．

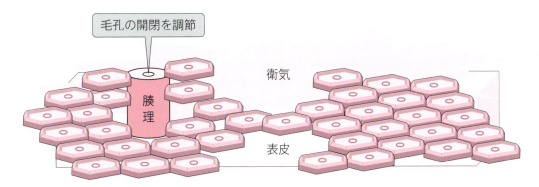

図4-32　衛気は体表面を覆い風寒などの外邪から身を守る免疫力をもつバリア

第5章
進化系接触鍼・審美六鍼
刺さない鍼の誕生

本章で学ぶ内容

表皮への挑戦！　肌質美を高める

刺さない「審美六鍼」は『黄帝内経霊枢』九鍼十二原より誕生した.
第4章では鍼を浅く刺入することを目的に置いた標治（対症療法）の顔面鍼を解説した. 本章では刺入しない, 刺さない鍼を顔面に用いて, 気血を誘導することに目的を置いた「審美六鍼」による「美」の創出について, 「審美六鍼」の具体的な術式と, その科学的根拠を学ぶ. また, 詳細な皮膚の解剖学的な構造を理解し, 肌質美に対する概念を深める.

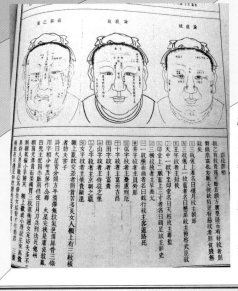

顔の肌に現れるシワ紋より運勢をみる重要性が『古今図書集成』文星出版社, 第469冊よりみられる.
清（1616-1912）の康熙帝（1662-1722）が陳夢雷（1651年-1741年）らに命じて編纂を開始した書.
（著者撮影）

Ⅰ. 鍼灸美容によみがえった人類の遺産

　鍼灸の起源は2000年前の古代中国に遡る．その当時は現在のように細い鍼は存在しない．このことから，現代の刺鍼による安全性を鑑みても，当時は体の奥深い場所にまで鍼を刺さなかった．したがって，深く刺す鍼よりも刺さない鍼の施術が主流であった．そのひとつに鍉鍼があった．本来，東洋医学的思想を背景に作られた伝統医療は，筋肉に鍼を入れないで，皮膚のみを刺激する方法が基本だったのであろう．

　なによりも，生体には生理的な活動を助ける，自然界で育まれた「気」という物質が存在していたと考えられた．日常の私たちの生活の中にも「気」の存在は欠かすことできない．前出した「やる気」「本気」「気分」「気位が高い」など，「気」の実態はみえない．しかし，人類はたとえ見ることができなくても，知らない間に「気」の存在を認め合っている．如何に科学を志すと言っても，日頃は意識しているものである．

　「気」は日本でも哲学として深く民間に根付いている．先にも述べたが，辞書をみると「万物を生成する根源」「生命の保存力」「たましひ．せいしん」（『辞林』1907年）と記載されている．人体の「気」は身体を構成するためのエネルギーの源であり．「気」を失うとさまざまな病気が起こると考えられた．そこで「気」を補うことで，元気な肉体を作り上げ，病気になりにくい体質を作り上げる．おそらく後世に体系化された「気」の養生法の誕生により，ツボ，鍼灸の技術に拍車がかかったことも確かであろう．

1) 製鉄加工の発達は医療技術に影響した

　技術的に，刺入するようになるのは，鉄の加工技術が発展してからのことである．春秋戦国時代に武器の製造技術が高くなり，鍼を細くする技術が飛躍的に発展した．

　鍼の製造には墨家の思想が影響するという指摘もある．張義堂は『素問』五常政大論を例に挙げ，墨家思想による定量化が，自然界の仕組みまでメスを入れてシステム化し，大量の技術力の向上と生産を目指したという（「江蘇中医雑誌」1957年）．とくに戦国時代後期の墨家集団は，当時の物理学，数学などの自然科学について研究を重ねた．そして物質，運動と時空との関係について唯物主義的解釈を行った（長岱年主編『中国哲学事典』上海辞書出版社，2010年）．また，『黄帝内経』が墨家の論理思考の影響を強く受けていたという指摘もある（烟健華主編，『内経』学術研究基礎，中国中医薬出版，2010年）．

　では，それ以前の刺さない鍼の時代には，どのように鍼が扱われていたのかという疑問が残る．そこで古代中国の歴史をさらに遡ってみたい．

　古代では現在のように鍼を筋肉の内部に刺すような極細の鍼は存在しなかった．力学的物理刺激で

はなく，皮膚の表面に傷をつける切皮，絡刺のようなものが行われていたのであろう．現在，私たちが使っている鍼は，漢代に生まれた9種類の金属製の鍼が改良されて誕生した（図5-1）．これが現代でいう古代九鍼と呼ばれているものである．そして古代九鍼のなかでも，毫鍼と呼ばれている鍼が，いまの鍼治療に使用されている鍼である（図5-1，上から7番目の鍼が祖型）．

　鍼の治療が始まったころには，皮膚を切って病を治していた．人類は特定な場所の肌を切ることで病気を治す仕組みを発見した．すなわち，再生復活するための術を学んだのである．その仕組みの一つが「気」の流れの改善であり，これでさまざまな運動器疾患や内臓の病気を取り除けるという事実を発見した．そして身体の表面に現れた肌の反応場所を擦る，また切ることで，病気が治る仕組みを観察し，誰もが使えるように論理的に組み立てたのだ．これらは長沙燕子嘴墳土中から出土した員鍼に似た砭石の確認（1955年），湖南省霞流市胡南湾春秋墓からも人体の表面を刺激するための砭石の出土により（1962年），当時の医療水準を彷彿とさせるという馬継興の指摘がある（『文物』第二期，1978年）．

　じつは切皮ということばの由来が，皮膚に傷をつけていたことからきている．それらは文字文化に託して現代の私たちに伝えられた人類の遺産である．じつは中国医学の誕生が，身体に流れる「気」を，鍼や灸でコントロールすることにあった．「気」の流れが詰まると病気をつくる，それが現在の鍼治療が生まれるきっかけの一つである．

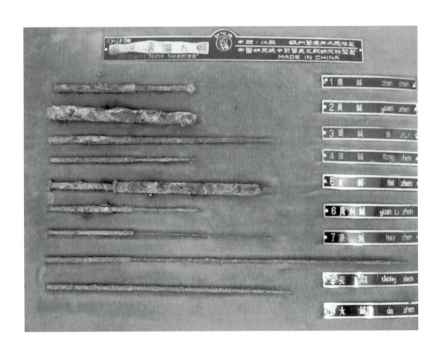

図 5-1　古代九鍼の複製品（著者撮影）
中医研究院中国医史文献研究所監製

2）現代に蘇る古代九鍼

　現代の中国には，昔から庶民に伝統的に用いられてきた"刮痧法"がある．"刮痧法"は身体に流れる気血の巡りを促して，自然界にある外邪に対し，身体の防衛機能を高める予防法で，免疫機能の働きを改善する．「刮痧」は身体に滞った瘀血を取り除いて気血の流れを改善することから，庶民に活用

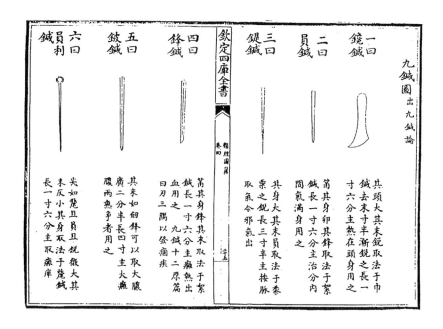

図 5-2　九鍼図の一部抜粋

原図は明代の張介賓（1563〜1640頃）『類経図翼』がある.
本図文は，影印文淵閣本『四庫全書』驪江出版社，巻766，1988年に所載する．また，張介賓『類経図翼』人民衛生出版社，1965年．新文豊出版（台湾）の影印『張氏類経図翼』1946年，並びに経絡治療夏期大学二十回記念出版『類経図翼』覆刻版，第四分冊，1978年にも同じ図文が載る．『黄帝内経』霊枢，九鍼十二原編よりなる.

された．そこで"刮痧法"と古代の九鍼を融合させた美容手技を作り，鍼灸の術式の一つとして現代に蘇らせたのである．

　"刮痧法"は1675年に郭志邃が『痧脹玉衡』を著したなかで刮・捏・提・挤・刺・挑の術式を基本にして，外感寒邪などから体を守り，体内の瘀血を流すために作った手技であった．"刮痧法"は十二皮部の細くて小さい絡脈を刺激して，体内の蔵府機能を改善させ，気血のコントロールを促し，活血化瘀や正気の増強を図るのである．

　著者は『痧脹玉衡』の術式の概念と，『霊枢』九鍼十二原篇に記載された，形状の異なった古代の「九鍼」を結合させた刺さない美容用の鍼「審美六鍼」を考案した（図5-2，3）．これらは異なった形状の特徴を生かして，顔面でも利用できるようにするために，「九鍼」の中でも，顔の形に適合しやすい六つの鍼を選び「審美六鍼」とした．その術式は体内の熱を解き，気を放ち，寒を散らし，気の停滞を解き，気を補い，瘀血を化かすことにあった．

　古代鍼の現代への応用は，繊細な現代人の肌に適した新しい"刮痧法"ともいえる．つまり，進化した「刺さない鍼」である．

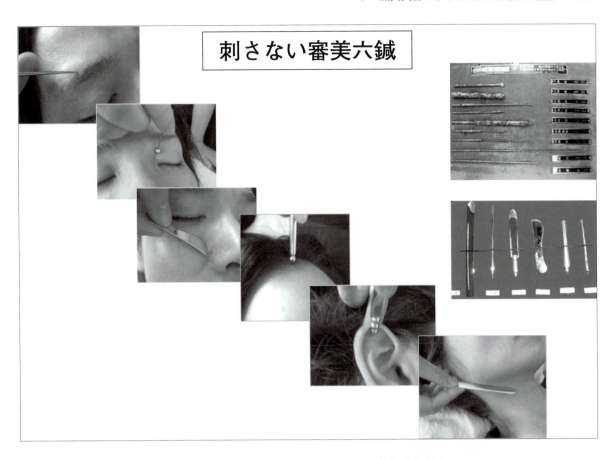

図 5-3　古代九鍼に改良を加えた「審美六鍼」

従来の"刮痧法"は皮膚を発赤や出血させて血行の改善を目的に行われていた．古来，中国では熱や電気を通さない水牛の角，動物の骨，また，石の板などを利用し，肌に滞る六淫の邪気を散らして，経絡経気の疏通を促すことを目的に行われた．その手技にも精細な補瀉法があり，補法刮痧はゆっくりとした速度で，施術部位をなるべく狭め，あまり力をいれず，軽やかな手法を用いて行う．一方，瀉法刮痧は少し圧を加えて素早く，施術部の範囲を広げながら行う接触鍼法である．

3) ランガーラインと審美六鍼

　私たちの肌は表皮と真皮に分けられている．真皮にはランガーラインがある（張力線・緊張線ともいう）．ランガーラインは真皮のコラーゲン線維の走行を表したものである．

　ランガーラインには，経絡のように一定の方向にむかって膠原線維（collagenic fiber）のネットワークがある．この線維に平行に皮膚切開すれば，傷は早く閉鎖し，瘢痕が残りにくい．しかし，このラインを横切るように切開すると，コラーゲン線維が切れ，傷跡が醜く残ることがわかり，外科，整形外科の領域ではよく知られ，体毛もこの線維の上に並んでいる．外科手術でもよく用いられている（八坂「皮膚割線の臨床応用と経穴・経絡との関係」『鍼灸美容学』静風社，2016）．発生学的に筋や骨格系と同じ中胚葉組織で，皮膚直下にあるファシア（fascia，皮下で体を包む線維組織層）と繋がっている．ファシアは，組織間隙をつくり，耐震性の強い建物のように，外部から受ける力によって内部が大きく動かないような仕組みになっている．審美六鍼の使用時の圧力は 2〜6 g の圧を皮膚に加える．その際に皮膚割線に沿わして点刮，線刮，面刮の術式を用いる"刮痧法"である．

4) 機械ではまねができない古代鍼の効果

古代の鍼の進化系を「審美六鍼」として現代によみがえらせた．その礎となる手技が"刮痧法"の術式のなかでも軽擦法を中心とした手技である．

鍼は道具であり，使い方によっては幾通りにも変化するものである．術者はクライアントの肌の厚薄を触知する．また，術者の手指の感触によって肌を広げる，伸ばすといった術式は，機械や器具で操作することは容易ではない．

施術者はクライアントの肌を微妙な感覚を用いて広げていく，そこには一定の圧力が必要である．異なった個々の肌に加える圧の入れ方を間違えると，肌が荒れる原因にもなりかねない．クライアントの表情や術者の手に伝わる感触と，個々の異なる皮膚に圧を加える．

皮膚を広げるためにも，施術者による精細な感性を用いた技巧が必要である．

肌にある皮膚の肌理を意識しながら，肌の厚さによっては圧を適時加減する．ニキビなどにより，肌が荒れている場合にはニキビを避ける．

超高齢社会に突入した今日の鍼灸は，安全性の確保と衛生上の問題に留意する必要があり，医療技術の発展に伴って低侵襲刺激の術式が求められる．

5) 肌は気血を映し出す鏡である

先に述べたが，刮痧という術式は清代の郭志邃の著作で『痧脹玉衡』にみられる．1675年，康熙帝の時代に成立し，その後，王凱が1686年に『痧症全書』（別名は『注穴痧症験法』）を出版した．そこに載る具体的な方法が「放法」「薬法」「刮法」の3種類である．「審美六鍼」はそのなかの「刮法」，とりわけ軽刮法を利用したものである（表5-1）．

たとえば刮痧後に

皮膚が黒紫色に変化したものを，寒邪が侵襲したとみる．

赤く紫色のものは裏熱証とする．

刮痧して一時間後に深紅か紫紅色を生じるものを湿熱証とする．

また，「放法」は現在の刺絡（瀉血）治療の原型である．「薬法」は薬で蔵府経絡の毒を取り除く方法である．「薬法」は重傷患者に用いるのである．

「刮痧」は肌膚，血肉中の毒を「刮法」あるいは「放法」を用いて痧毒を取り除くための術式である．

"刮痧法"も症状別に合わせて抓痧，扯痧，揪痧，拍痧，放痧などの手法がある．

表5-1 肌色の変化と病証との関係

肌の色	病　証	備　考
黒紫色	寒邪の侵襲	
赤く紫色	裏熱証	
深紅か紫紅色	湿熱証	ただし，1時間後を目安に

清代，孫玘編，楊光，李岩点校の『痧症汇要』にみる「治痧要法」では，痧を取り除くための術式の要点が，「焠」「刮」「刺」の術式にあるという．

「焠」は痧が肌表にあり，未だ，発症のしていない，皮膚の間に隠れているものに使う術式である．

「刮」は皮膚中にある痧で，発症しても外部に出ないものを「刮法」を用いて出す術式である．

「刺」は痧が青筋（静脈が皮膚の表面に青く浮き出してみえるもの）や紫筋に留まるため，鍼を用いて痧を刺す術式である．

同時代の沈金鰲撰，李岩，楊光点校の『痧脹源流』には異なった72種類の痧症治療が記されている．

このように"刮痧法"により，肌膚が反応する．それらを介して，伝統医学による疾病の診断や治療を行うための医療行為の存在があった．

"刮痧法"の原理を応用した「審美六鍼」は，身体の肌を触れるうえで，点・線・面という3つの接触鍼法を用いて"刮痧法"と結びつけた．そして点，線，面を軽刮する方法，すなわち点刮，線刮，面刮の術式である．これらを古代九鍼のなかから選んだ六つの鍼（審美六鍼）を用いて施術するのである．いずれも軽刮（軽擦）法を用いるため，現在，民間で使用されている市販の刮痧板を用いた一般的なテクニックとは異なる．肌の気血を調節する「刺さない鍼」の誕生である．現代人の肌は極めてデリケートであるが，低侵襲刺激が期待できる．

また，皮膚表面刺激は自律神経の働きを促して，血液やリンパの流れも同時に改善させ，免疫機能を高めることが期待できる．

Ⅱ．現代科学からみた「審美六鍼」の効果

新潟大学免疫学教室の安保徹，渡邉真弓らの研究によると，2000年の歴史をもつ接触鍼が，自律神経系の調節を通じて，体温，脈拍数，カテコラミン分泌および免疫機能に対する影響に効果をおよぼし，刺入鍼と類似した効果が期待できるとの報告がある[*1]．この研究から，組織損傷や感染問題の予防策として治療貢献できる可能性を提示している．さらに接触鍼（鍉鍼等々の刺さない鍼）や乾布摩擦による体表の皮膚刺激が，「自律神経」や「免疫」のバランスを調整することで「美容」と「健康」に効果をもたらす可能性を報告した[*2]．

[*1]：Mayumi Watanabe. 2012. The effects of application of an ancient type of acupuncture needle on body temperature, immunefunction and autonomic nerve system.HealthVol. 4, No. 10：775-780.

[*2]：Watanabe M, Takano O, Tomiyama C, Matsumoto H, Kobayashi T, Urahigashi N, Urahigashi N, Abo T（2012）Skin rubdown with a dry towel, "kanpu-masatsu" is an aerobic exercise affecting body temperature, energy production, and the immune and autonomic nervous systems. Biomedical Research, 33：243-248.

（1） ストレスが多くの病気の原因なのでストレスからの脱却が大事

現代人は，働きすぎ，自らの感情を覆い隠して，ストレスをため込み，心の悩みとなり，長く続くストレスが要因で，交感神経が緊張状態であることは少なくない．身体の表面に鍼灸や手指を用いた軽い刺激を与えることで，自律神経に刺激を与えて調整する．それによりストレスの影響を軽減できると考える[*3]．

刺入する鍼の効果についての報告は多い[*4]．急性疼痛などに対して侵襲的な鍼灸施術は必要である．しかし，慢性ストレスが原因である場合，ストレスからの脱却が大事なのである．さらに，「美容」を目的とした健康な肌（体表）に鍼を刺すことは，危険（組織損傷や炎症）を伴うので，法律上の問題以前に，医療従事者として考えなければならない．

（2） 鍼は皮膚に刺入するものとは限らない──接触鍼の存在

鍼灸は古代中国に発祥し，東洋哲学に基づいた伝統医療である．その故郷である中国では鍼・灸・手技・薬剤の包括的な知識と資格を取得できる．日本では，鍼・灸の手技や薬剤を取り扱う者との資格が異なるために，施術者の一部では，鍼灸を現代医学的な力学的な物理刺激と認識し，侵襲的な鍼・灸に固執する傾向が見られる．しかし，鍼灸の手技には，刺入しない鍼（接触鍼）や非侵襲的な健康増進法（乾布摩擦）も存在するのである．

① 「刺入しない鍼（接触鍼）」は「刺入する鍼」と同様に自律神経・免疫に影響する

渡邉らは接触鍼を施術後，アドレナリンの値が上昇したことから[23]，接触鍼を用いた施術の自律神経のバランスへの影響（一過性に交感神経緊張，その後，副交感神経反射）を示唆した研究成果がある．この結果は，これまで報告されてきた「刺入する鍼」を用いた研究結果と同様な反応が現れており矛盾しないという．

② 自分で行う乾布摩擦に比べて技術を持つ術者による接触鍼の効果が大きい

接触鍼と乾布摩擦の効果を比較した研究では[*5]，興味深いことに，体温・脈拍・血液中の酸素濃度が，接触鍼と乾布摩擦とは逆の動きを示した研究成果が出された（図5-4）．

このことは，経験豊富な施術者が行う接触鍼を用いた刺激がもたらす変化が，個人で行う乾布摩擦よりも，さらに大きいことが示唆される（接触鍼の刺激は，一過性に体温・脈拍・酸素濃度の低下の後，乾布摩擦よりも大きな上昇を示した）．

いずれにせよ，鍼を刺入しなくとも自律神経や自律神経が支配する免疫機能において「健康」への効果が示されたのである．

[*3]：Mori H, Nishijo K, Kawamura H, Abo T. (2002) Unique immunomodulation by electro-acupuncture in humans possibly via stimulation of the autonomic nervous system. Neurosci Lett., 320：21-24.

[*4]：Nishijo K, Mori H, Yosikawa K, Yazawa K. (1997) Decreased heart rate by acupuncture stimulation in humans via facilitation of cardiac vagal activity and suppression of cardiac sympathetic nerve. Neurosci. Lett., 227：165-168.

[*5]：王財源主編：鍼灸美容学．静風社（2016）（東京）．

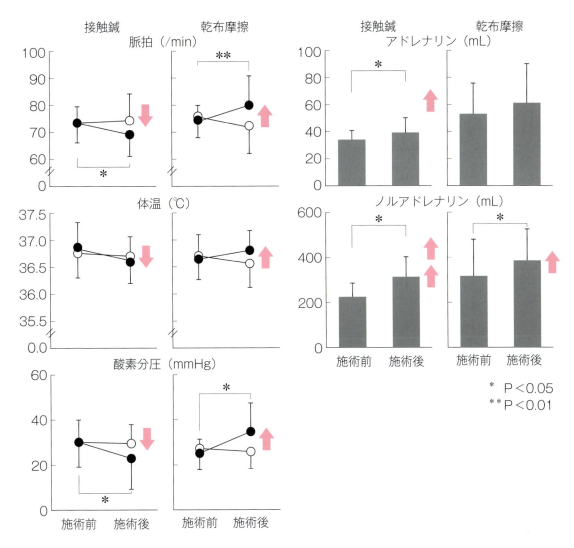

図 5-4 接触鍼と乾布摩擦の前後を比較

接触鍼と乾布摩擦では，脈拍，体温，酸素分圧が反対の変化を示した．アドレナリン，ノルアドレナリンはともに上昇したが，接触鍼の変化の量は乾布摩擦より大きかった．
(Watanabe M et al, 2012, Watanabe M et al, 2012 の図　改変)

③ 「健康」は「美容」に影響するか

ストレスは交感神経緊張を引き起こし，血流障害による低体温・低酸素状態を誘導する[*6,*7]．接触鍼や乾布摩擦は，過度の交感神経緊張を抑制するので，血液の循環を促進する．そして血流が改善して体温が上昇すると，静脈血中の酸素量が上昇する．こうして「肌」の下を流れる静脈血の「色」が，ヘモグロビンが酸素と結合することで暗紅色から鮮紅色へと変化する研究成果を得ている[*8]（図

[*6]: Watanabe M, Tomiyama-Miyaji C, Kainuma E, Inoue M, Kuwano Y, Ren H, Shen J, Abo T. (2008) Role of alpha-adrenergic stimulus in stress-induced modulation of body temperature, blood glucose and innate immunity. Immunol Lett., 115：43-9.

[*7]: Kainuma E, Watanabe M, Tomiyama-Miyaji C, Inoue M, Kuwano Y, Ren H, Abo T. (2009) Association of glucocorticoid with stress-induced modulation of body temperature, blood glucose and innate immunity. Psychoneuroendocrinology, 34：1459-1468

[*8]: Hayakawa T, Watanabe M, Tomiyama C, Sasagawa A, Honma T, Inada A, Abo T Hayakawa T, Watanabe M, Tomiyama C, Sasagawa A, Honma T, Inada A, Abo T (2018) Effects of mild hyperthermia treatment using nano-mist sauna on blood gas parameters and skin appearance, Health, 10：577-586.

5-5).

　つまり，「健康」（適度な体温，良好な血液循環，十分な血中酸素量）な状態の場合には，皮膚の下を流れる血液の「色」が，「鍼灸美容学」の目指す「美容」をもたらしている可能性が示唆された．したがって「鍼灸美容学」が提唱した，内なる鮮やかさを外部に放ち出すという「内外合一」（『礼記集説』）とは，「美容（形体）」を，「健康（内部＝静脈血中の酸素が豊富な状態）が外部に表出したものと考えられ，それが一連の現代医学的手法を用いた研究成果により明らかになりつつあるのだ．

　さらにこれらのことから，皮膚の表面刺激によるメカニズムとして，血行やリンパの流れを促進する物質である一酸化窒素（NO）が，皮膚に繰り返し行われる軽い"刮痧法"などの皮膚への圧刺激により，血管やリンパ管を広げて，その流れを促進しているものと考えられる．その根拠として，皮膚表面に存在する表皮ケラチノサイトに連続的に圧を加えることによって，表皮ケラチノサイトにNOを合成する能力があり，血管などが存在しない培養皮膚からもNOが放出されることを証明した興味深いデータがある[*9]．カリフォルニア大学では，表皮が空気中の酸素濃度を感知して，血液中の赤血球の数を調節しているという注目すべき報告もある[*10]．これらケラチノサイトにはHIF-1という酵素が存在し[*11]，細胞濃度の低下を感じ取ることで，赤血球の増産を促す働きがある．赤血球の作るホルモンにエリスロポエチンがあり，これがケラチノサイトに存在しているという興味深い研究がある[*12]．

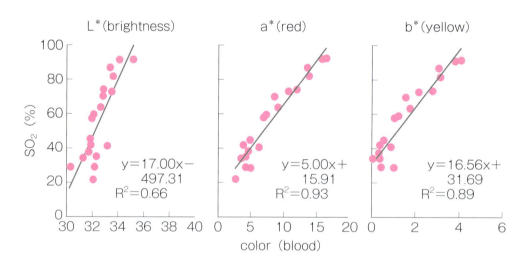

図5-5　肌の色と血色との関係

「肌」の下を流れる静脈血の「色」は，ヘモグロビンが酸素と結合することで暗紅色から鮮紅色へ変化する．

（注31のHayakawa T et al. 2018の図を一部改変）

[*9]：傅田光洋『皮膚感覚と人間のこころ』112頁に池山和幸の論文（Ikeyama K. 2010. J Invest Dermatol 130：1158-1166.）を引用．

[*10]：前掲．『皮膚感覚と人間のこころ』112頁 Boutin AT. 2008. Cell 133：223-234. を引用．

[*11]：低酸素誘導性因子（hypoxia-inducible factor）HIF 肝がん細胞株 Hep3B において「低酸素依存的にエリスロポエチンを誘導する因子」として1992年にSemenzaらにより見つけ出された．小林稔，原田浩：低酸素ストレスとHIF．生化学，第85巻，第3号，pp.187-195，2013．

[*12]：前掲．『皮膚感覚と人間のこころ』113頁に Scheidemann F. 2008. Exp Dermatol 17：481-488. を引用．

Ⅱ．現代科学からみた「審美六鍼」の効果　127

員利鍼法

点刮術

一指禅推法

鍼を一本の指に見たてる．
これを経絡に推しあてる．
全身の気血を疏通させる．

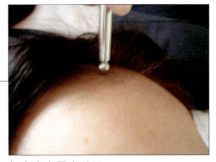

気血を上昇させる．
神庭穴で寧心安神を促す．

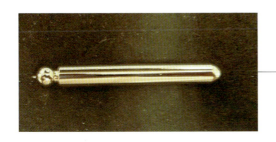

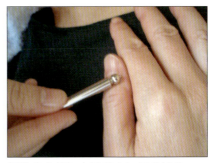

四肢の末梢にある井穴に気を補う．

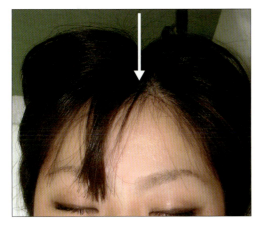

頭皮と顔は一枚の皮膚にある．頭皮への施
術は気血を調節して顔を引き締める．
点穴法を用いて経穴に点刺する（聚）．
また，気血が過剰に頭面部へ上昇しないよ
うに末端の井穴を使うとよい（離）．

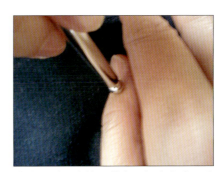

術後は手足末端の井穴で気血を降ろす．

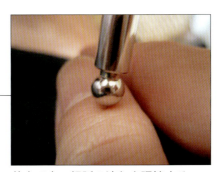

井穴で十二経脈の流れを調節する．

鍉鍼法　点刮術

点刺眉筋法

眉（皺眉筋）にそって鍼先を推しあて気血を集める（聚）．

① 点刮術
② 線刮術

『黄帝内経』霊枢にも気血が充実していると眉が美しいとある．

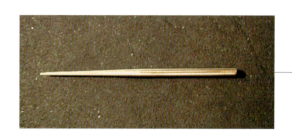

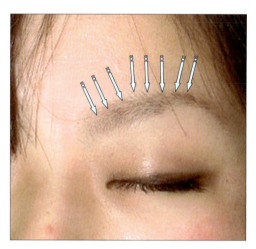

鍼先を軽く眉の上に押し当てて接触する．
刺入しない（聚）．

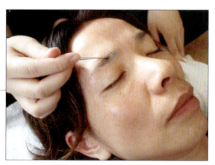

針尖部を接触させる．

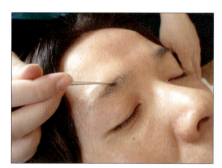

針尖部を眉毛の上に垂直に降ろす．

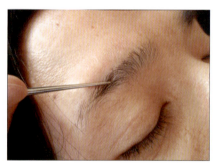

鍼の先端部を眉に接触させるだけでよい．

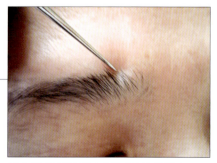

気血を眉に持ち上げて眼神を保つ．

| 鍉鍼法 | 線刮術 |

★睛明穴（顔面部，内眼角の内上方と眼窩内側壁の間の陥凹部．鼻根との間に取る）から
瞳子髎（頭部，外眼角の外方5分の陥凹部）に向けて線を引く．

上，下眼瞼の縁に沿わして，線を引く方法である．表皮に軽く圧を加えるだけなので，強く刮痧する必要はない．アイラインを引くような感覚で行うとよい．

内眼角から外眼角に向け，鍉鍼を皮膚に軽く押し当て，水平に線を描く方法．

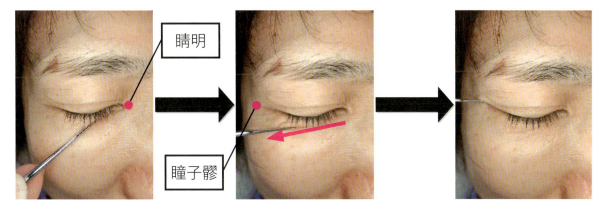

鍉鍼の先端部を内眼角の内上方に軽くあてる．術者は指の力を抜いて，瞼の縁に鍼尖部を沿わして，瞳子髎に向けかって線を引くように引く．

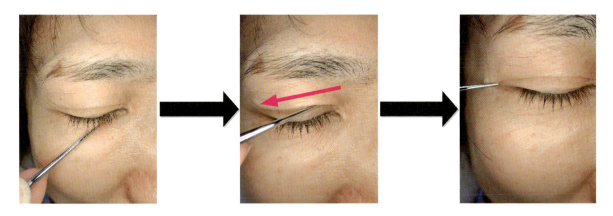

鍉鍼の先端部を内眼角の内下方に軽くあてる．術者は指の力を抜いて，瞼の縁に鍼尖部を沿わして，瞳子髎に向かって線を引くように引く．

130　第5章　進化系接触鍼・審美六鍼

鈹鍼法　双手纏推顎法（面刮術）

双手纏推顎法(てんすい)

鈹鍼法の術式には2つある．

① 双手纏推顎法
② 単手纏推顎法

鈹鍼で肌を巻き上げるような動作をつくる．
肌を水平に広げる．

纏推顎法(てんすい)
（経絡に沿って下から上へと刮痧）

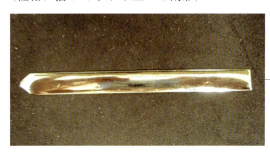

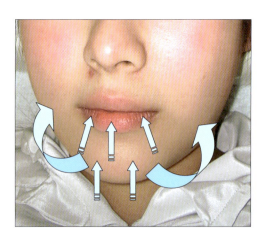

顔剃りの要領で下顎周辺を刮痧する（合・散）．

刃の鋭利な先端部は摩耗させておくこと．

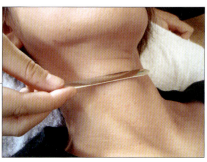

首すじより顎に向かって刮痧する．

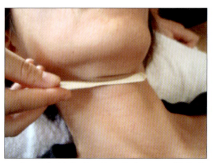

下あごより上あごに向かって刮痧する．

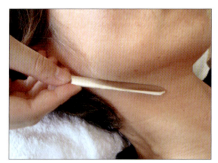

フェイスラインに沿って刮痧する．

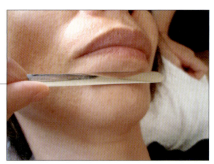

前頸部の瘀を化して気血の流れを改善（破瘀活血）．

鈹鍼法 　単手纏推顎法（面刮術）

単手纏推顎法
てんすい

鈹鍼の持ち方について

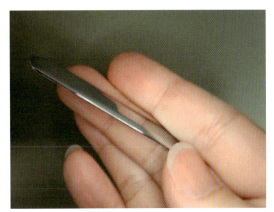

鈹鍼を人差し指と中指で挟む．施術中鈹鍼が落ちないように指で固定する．

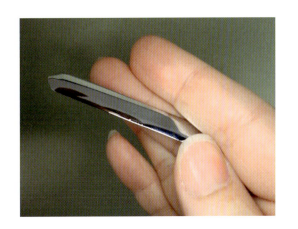

人差し指と中指で挟んだ鈹鍼の先端部少しずらして出すことで，肌に接触した時に圧が加わり水平に保つ．

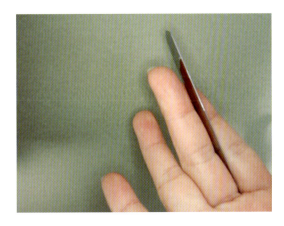

人差し指と中指で挟んだ鈹鍼全体で，肌に圧を加えて広げるようにする．圧のバランスが均等に肌に届くように行う．

実践！単手纏推顎法(てんすい)

皮膚の表面部を鈹鍼で広げる，引っ張る，伸ばす術式

大鎖骨上窩→胸鎖乳突筋→斜角筋群→顎二腹筋→顎舌骨筋→舌筋→茎突舌骨筋

人差し指と中指で挟んだ鈹鍼全体で，肌に圧を加えて広げるようにする．顔そりのように，水平に刃先を皮膚に密着させる．圧のバランスが均等に肌に届くように行う．

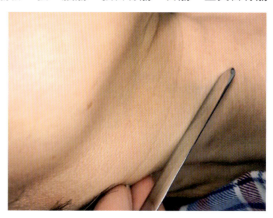

一定の方向に圧のバランスよく，均等に肌に馴染むように行うとよい．圧のかけ過ぎにより肌荒れが起きないようにする．

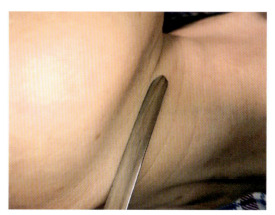

筋肉に刺激を加えるのではなく，軽く表皮に圧を加えて広げるようにする．圧のバランスが均等に肌全体に広がるように行うとよい．

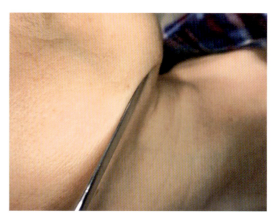

鎖骨から顎関節のあたりまでを経絡の流れる方向に沿って軽い圧を肌に加えて軽擦する．

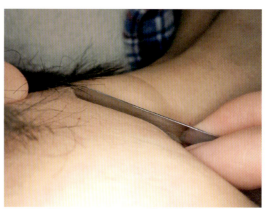

II. 現代科学からみた「審美六鍼」の効果　133

| 鋒鍼法 | 面刮術 |

搓摩耳介法

耳介穴周辺を軽擦，なでるような動作．

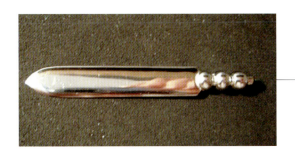

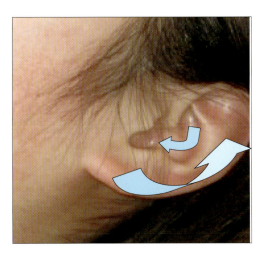

耳部の内部や耳介周辺の刮痧（散）．
また，龍頭（鍼柄）で耳穴を刺激する．
刃の部分は刮痧時に皮膚を傷つけないようにつぶしておく．

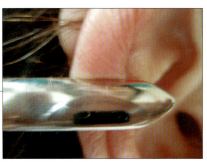

耳介周辺に刮痧する．

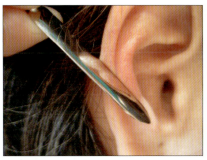

耳介の内部に刮痧する．

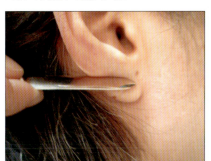

耳たぶを刮痧する．

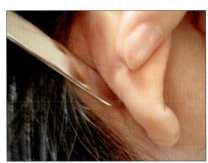

耳の後を開いて刮痧する．

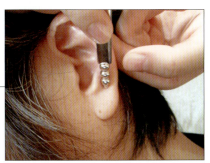

龍頭を使って耳穴で五蔵の機能を促す．

| 員鍼法 | 点線刮術 |

按点口眼輪法

眼輪と口輪の周辺の経絡を刮痧する．

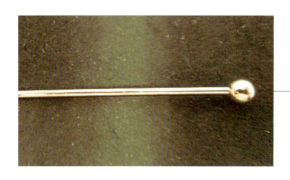

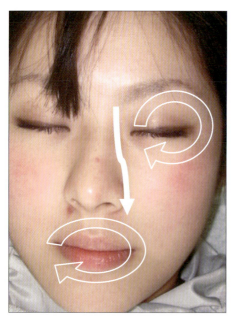

眼輪，眼窩，ほうれい線，口唇周辺を按圧し，経絡に沿って流れるように擦過する．
顔面経絡の流れを促す（合）．

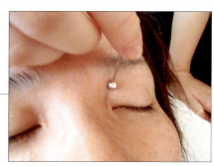

眼輪周辺を按圧する．

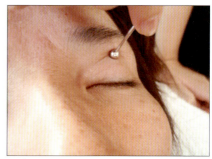

眼窩に沿って流れるように按圧．

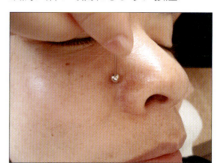

ほうれい線に沿って按圧する．

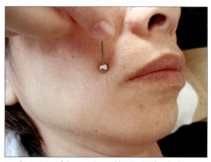

口角の下垂部にまで龍頭を降ろす．

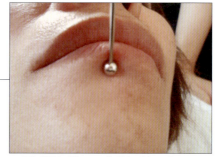

口唇周辺に沿って龍頭で按圧する．

Ⅱ．現代科学からみた「審美六鍼」の効果　135

鑱鍼法

面線刮術

分抹面庭法

顔全体の経絡に沿って刮痧する．

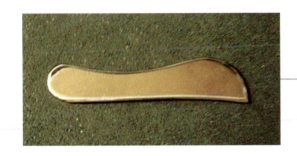

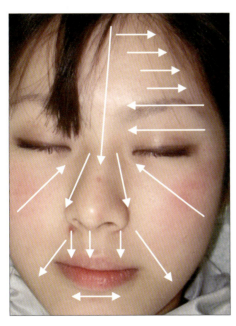

顔面全体，眼瞼部，鼻部，人中部，頬を軽く擦過して顔面の気血を集めて散らす（聚・散）．
しなやかな手さばきで行う．

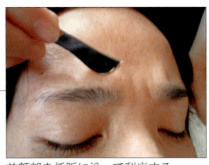

前額部を任脈に沿って刮痧する．

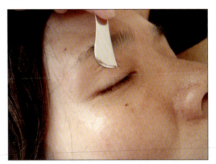

眼瞼部を軽擦する．員利鍼では加圧．

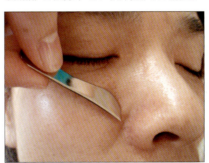

ほうれい線より口角に向けて刮痧．

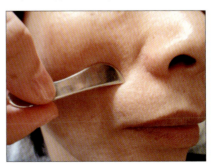

ほうれい線より頬骨に向けて刮痧する．

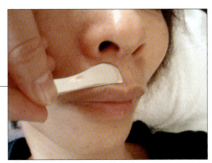

人中，口唇周辺を刮痧する．

第6章
養神と養形の経穴処方

具体的な配穴法

養神と養形

心と容姿

本章で学ぶ内容

「形神合一」という考え方は古代中国における生命観の一つである.
　そこに宿るのは，精神と肉体の調和こそが美容や健康を保つための条件である. そこで"形"（肉体）と"神"（精神）を健全な状態に養い保つためのアプローチを経穴処方学の観点より検討したい.

内にあるものが外にあらわれるという，内外合一という概念が『礼記集説』にみえる.
（巻九十六，文淵閣四庫全書119，驪江出版社，1998年）

Ⅰ. 養神と養形の処方学

1）若さと健康を保つ要穴

　美しい体形美を保つための条件は，気血や津液，精などが体内で正常な形で化生していることにある．すなわち，生成された水穀の精微を生体内部で絶え間なく循環させることができると，体表部を潤して肌膚に栄養を与え，経絡の循環が促進されることで体内に溜まった血瘀が取り除かれる．このような生理的な活動を考えなくてはならない（図6-1）．

　人間のからだは皮膚と粘膜によって体外環境と体内環境の2つに区別される．両者は相互に影響を与え，健康や若々しさを保っている．王執中（南宋の医家）の著した『針灸資生経』にある「人体には気海，血海，照海，髄海という4つの海があり，その中で気海が第一である．気海は元気の海であ

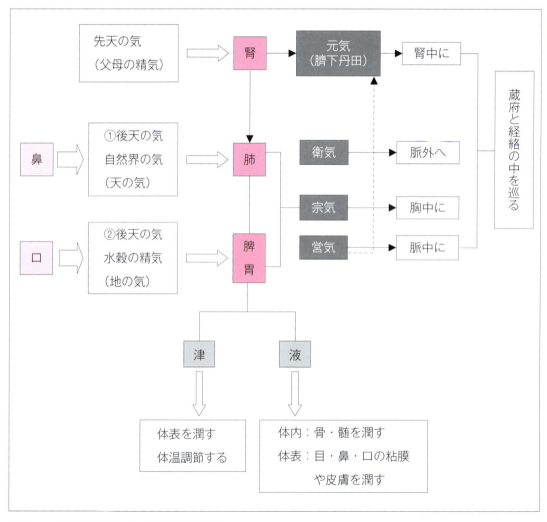

図6-1　五蔵の気の生成とその種類

り，人は元気を根本としている．元気が傷られなければ疾病といえども体を害すことはない」(第三，虚損より) との論述からも，気，血，精を補うことが若々しさと健康を保持し元気を養うための条件である．その中でも取り分け元気を補うための要穴こそが気海である．

2) 健康美の法則としての保精，益気，養血

　健康を保つ秘訣は心身の養生であり，精神と肉体の調和により，はつらつとした容貌を保てる．同時に健康であるということは，若々しさや美しさを保つための基本である．顔の色や艶は，十二経脈や絡脈を介して全身へと運ばれる気，血，津液によって変化する．これら気，血，津液の生産は，蔵府の生理的な活動による．生成された気，血，津液を過度に消耗させると，美容に対する影響も出現する．東洋医学では健康を保つ法則として，保精，益気，養血がある．

　経絡や血脈の概念は先人らによってすでに区別されている．『漢書』藝文志に「医経は，人の血脈，経絡，骨髄，陰陽，表裏を原ねて，以て百病の本，死生の分を起こし，而して度 (按摩の類)，箴 (はり)，石 (石ばり)，湯 (せんじ薬)，火 (灸) の施す所を用ひて，百薬斉和の宜しき所を調ふ」*とあり，血の流れる管 (血の脈，血管) と，気を運ぶルート (経絡) とはそれぞれ異なった存在であることが記されている．

　古代では人体の健康を保つために，からだの経絡，筋や血管，蔵府の栄養管理のため，鍼灸や按摩などの手技療法が行われていた．未病を防ぎ，気血を旺盛にして健康体を保ち，四肢百骸，五官，脳を活発に働かせるために，気，血，津液，精を補ってエネルギッシュな生活を行う．それが鍼灸や漢方薬などで用いられてきた．特に補気 (気を補う)，養血 (血を養う)，滋陰 (陰を潤す)，扶正 (正気を助ける) は欠かすことのできない方法である．

Ⅱ．処方学の配穴と治療原則 (教材別)

　「全身より診る」ことが中医美容学の基本である．顔面部はその一部であることから，健全な肉体を築くことが，肌の老化や美しさを保つ条件である．そこで，それらの条件を満たし，健康に裏打ちされた美しさを保つための益気，養血，滋陰などの効果を引き出す処方学上の配穴を，中国の高等教育機関などの文献別に資料 (著者別) をまとめ古典文献で補った．

　なお，施術するにあたっては，舌診や脈診の所見，顔の血色，その他の身体上に現れる個々の所見も併せて，体質やその日の体調に応じた最適な処方穴を選択する．

　＊訳は鈴木由次郎：漢書・藝文志．明徳出版社．

(1) 益気穴

部は古典文献

著者・書名等	処方穴	治療原則と方義
主編・李志道 『針灸処方学』 全国高等中医薬院校創新教材, 中国中医薬出版, 2005.	① 気海 ② 足三里 ③ 膻中	補益元気 　気海穴は任脈経に属し下焦にあるため, 生気の海となし, 元気を補益する. 　膻中穴は気会穴で上焦に位置するので, 別名を上気海と呼び肺気を益し, 気の停滞を取り除いて, 気の流れを調節する. 足三里は脾胃の気を補って元気を益し, 後天の気を滋養する. 『脾胃論』 「元気之充足 皆由脾胃之気無所傷 而後能滋養元気」
主編・杜元灝 『針灸処方学』 江蘇科学技術出版, 2004.	① 気海 ② 足三里 ③ 関元 『針灸逢源』	補気・扶正・固本 　関元穴は別名を丹田といい, 元気を補益する填精固本の要穴である. 足三里は水穀の海, 気血生化の源である胃の気を補益する. 『針灸資生経第三』 「三里治胃寒 心腹脹満 胃気不足 悪聞食臭 腸鳴腹痛 食不化」
主編・頼新生, 倫新 『実用針灸処方学』 人民衛生出版社, 2004.	① 気海 ② 足三里	補益真気 　気海穴は下焦にある. 生気の海で先天の気を補益する. 足三里穴は後天の気を補益する. 『銅人腧穴針灸図経』 「蔵気虚備 真気不足 一切気疾久不瘥」

(2) 温陽穴

著者・書名等	処方穴	治療原則と方義
主編・李志道 『針灸処方学』 全国高等中医薬院校創新教材, 中国中医薬出版, 2005.	① 太淵 ② 膈兪 ③ 大椎 ④ 関元	温経散寒・活血通脈 　大椎は督脈（陽脈の海）と手足三陽の交会穴. 関元は任脈（陰脈の海）と足三陰の交会穴, 元気が出入りする通路である. 太淵は脈会穴, 膈兪は血会穴である.
主編・杜元灝 『針灸処方学』 江蘇科学技術出版, 2004.	① 命門 ② 腰陽関 ③ 腎兪 ④ 気海 ⑤ 関元 ⑥ 太渓	腎陽を補う 　命門は腎の元陽を補い, 腰陽関は督脈の一身の陽気を巡らせる. 腎兪, 気海, 関元は腎を補って気を益し, 元気を培って根本を固める. 太渓は腎陰を補って陰中の陽を求める.
主編・頼新生, 倫新 『実用針灸処方学』 人民衛生出版社, 2004.	① 百会 ② 長強 ③ 公孫	温陽益気・昇提固脱 　百会は温陽益気昇提の要穴で督脈経である. 公孫は脾経の絡穴で脾胃を健やかにして補益中気を行う. 長強は陽脈を循環させる. 回陽救逆法 　一身の陽脈を主る督脈の人中と百会を併用することで神志を覚醒させて陽を上昇させる. 一身の陰を主る任脈の気海, 膻中は気を益す要穴で, 回陽固脱の効果がある.

(3) 養血穴

右上に注記: ░░░░░部は古典文献

著者・書名等	処方穴	治療原則と方義
主編・李志道 『針灸処方学』 全国高等中医薬院校創新教材， 中国中医薬出版，2005.	① 膈兪 ② 肝兪 ③ 足三里 ④ 三陰交	養血・調血・益気・生血 　膈兪は血会で血の病に用いる．肝は血を蔵するので肝兪は血を用い，脾胃は後天の精，気血生化の源なので胃経の足三里と脾経の三陰交を用いて気を益して血を生産する．
主編・杜元灝 『針灸処方学』 江蘇科学技術出版，2004.	① 膈兪 ② 膏肓 ③ 足三里	補血・養血 　膏肓は諸虚労損の経穴とある（『備急千金要方』膏肓兪無所不治　至羸痩虚損）． 精血を益すために膈兪の補血作用を助ける．足三里は脾を健やかにして胃を益し，中焦の運化を促進させて血を生じさせる「中焦受気　変化而赤是謂血」．
主編・頼新生，倫新 『実用針灸処方学』 人民衛生出版社，2004.	① 膈兪 ② 足三里 ③ 絶骨 ④ 三陰交	生精益気・補血和血 　膈兪は血会穴で養血和血，気は血を生じるので足三里と三陰交を用いて脾胃の運化を促して気を益して血を産生する．絶骨は精を益して血を生じさせる．

(4) 滋陰穴

著者・書名等	処方穴	治療原則と方義
主編・李志道 『針灸処方学』 全国高等中医薬院校創新教材， 中国中医薬出版，2005.	■ 肺陰法 ① 肺兪 ② 膏肓 ③ 太淵 ④ 太渓	滋陰潤肺 　肺兪は陰を補って肺を潤す．肺気を降ろして咳を止める．膏肓は諸虚百損，蔵府機能低下に用いる要穴である．肺気を整えて虚を補い，肺陰を潤す．羸痩の状態のときには肺兪と膏肓に施灸すると，陽を助けて衛陽を固める．太淵は太陰肺経の母穴，原穴で，虚すればその母を補うという原則で肺気を補う．太渓は腎経の原穴である．腎の納気作用により呼吸を調節する．これは五行の金水相生の関係を強め，滋陰降火を行って燥を潤す．
	■ 滋養腎陰法 ① 腎兪 ② 太渓 ③ 三陰交 ④ 湧泉	補益腎陰・填精滋水 　腎兪は「壮水之主　以制陽光（王冰注『素問』）」で腎を滋養して水を益す．太渓は腎気を益して，精を補填する．湧泉は陰を滋養して火を瀉し，心腎を交通させ，津液を上昇させる． 　三陰交は足三陰経の交会穴で，三陰を調えて精を補い，火を引き元に戻す．
主編・杜元灝 『針灸処方学』 江蘇科学技術出版，2004.	① 懸鍾 『針灸資生経』	補髄益精・養陰潤燥 　髄会穴で髄を補って精を補填し，元陰を補益する．
主編・頼新生，倫新 『実用針灸処方学』 人民衛生出版社，2004.	■ 滋陰潤肺法 ① 肺兪 ② 太渓 ③ 復溜 ④ 照海 ⑤ 列欠	滋陰潤肺 　五行説にある金水相生の原則に基づき，肺兪に腎経の太渓，復溜，照海を合わすことで腎を滋養して肺を潤し，陰を養って熱をさます．列欠は肺経の絡穴で痰を化す．

142　第6章　養神と養形の経穴処方

	■ 太渓滋腎法 ① 太渓 ② 腎兪 ③ 照海 ④ 魚際	滋陰降火 　腎は水の蔵である. 水を損なうと火は炎上する. 太渓, 腎兪, 照海を以て腎水を益して滋養し, 肺の滎穴魚際で補佐することで火を降ろしてさます.

（5）安神穴

著者・書名等	処方穴	治療原則と方義
主編・李志道 『針灸処方学』 全国高等中医薬院校創新教材, 中国中医薬出版, 2005.	■ 養心安神方 ① 心兪 ② 神門 ③ 三陰交 ④ 足三里 ■ 加減方 心悸, 心痛には膻中, 内関, 郄門で不眠. 健忘には百会, 印堂, 太渓で安眠. イライラには労宮, 内関, 四神聡, 膻中. 盗汗には陰郄	心陰を滋養して心血を補う. 　陰血の不足は心神を栄養できないため不眠, 健忘, 心悸を生じる. また, 心血虚証を生じるために顔色や唇の色は淡くて白い. 陰虚内熱は五心煩熱や午後の潮熱, 舌絳小津, 細数脈となる. 脈が細いのは脈道内を血で充足できないからである.
主編・杜元灝 『針灸処方学』 江蘇科学技術出版, 2004.	■ 大調神方 ① 内関 ② 人中 ■ 加減方 肝陽上亢には太衝, 太渓で鎮肝潜陽. 風痰阻絡には豊隆, 合谷で化痰熄風. 痰熱府実には曲池と内庭, 豊隆で清熱豁痰. 気虚血瘀には足三里, 気海で益気活血. 陰虚動風に太渓, 風池で滋陰潜陽. ■ 小調神方 ① 百会 ② 風府	調神導気 　心は血脈を主る. 神志を蔵して五蔵六府の大主をなす. 内関は心包経の絡穴で, 心包は心になり変って心への外邪を受ける. したがって内関は心神を調え, 気血を調えて, 気血の運行を促す. 　また, 脳は元神の府で, 督脈から脳絡に入る. 人中は督脈経の経穴であるので, 脳神清陽の気をコントロールする. 調理脳神 　脳は元神の府となす. 督脈は脳をまとうため, 百会と風府は督脈経の経穴で督脈の清陽の気の流れを調節する.
主編・頼新生, 倫新 『実用針灸処方学』 人民衛生出版社, 2004.	■ 健脾養心安神方 ① 心兪 ② 脾兪 ③ 内関 ④ 三陰交 ■ 加減方 自汗, 盗汗には気海と復溜を加え, 腹脹, 便溏のものには足三里を加える.	健脾養心・補血安神 　脾兪と三陰交は健脾益気, 填精養血を行う. 心兪と内関は心血と心身の状態を養う. これにより気は血となり, 血は心を養って健脾養心を行う.

Ⅱ. 処方学の配穴と治療原則（教材別）　143

| | ■ 養陰除煩安神方
① 膈兪
② 肝兪
③ 腎兪
④ 太渓
⑤ 行間

■ 加減方
目の充血があるもの
には風池と光明. 高血
圧症を伴うものには
膈兪に皮内針を加え
る. | 養陰除煩安神
　陰虚火旺により腎水が失われると，水不涵木と
なる.
　腎兪と太渓を主穴とするのは陰液を滋養する.
肝兪と膈兪は肝を補って血を養い，肝の榮穴であ
る行間を瀉することで肝陽を沈めて虚火を退か
す. |

（6）行気穴

　　　　　　　　　　　　　　　　　　　　　　　　　　　　部は古典文献

著者・書名等	処方穴	治療原則と方義
主編・李志道 『針灸処方学』 全国高等中医薬院校創新教材, 中国中医薬出版, 2005.	■ 行気方 ① 膻中 ② 内関 ③ 合谷 ④ 太衝 ■ 加減方 梅核気には列欠と天 突, 豊隆を加えて宣肺 理気と化痰散結を行 う. 胃脘痛には，期門 と中脘を加えて疏肝 和胃を促す. 咳喘に璇 璣と列欠を加えて宣 肺降気を促して咳を 止める. イライラして怒りや すい人には支溝，行 間, 侠渓を用いて肝を 鎮めて胆気の巡りを 改善させる.	理気解鬱 　気の集散による昇降出入は気の機能でもっとも 基本となる運動である. もし，内傷七情や不摂生 な食生活が長引くと，蔵府の機能が衰えて気の体 内での正常な運行が失われる. 気機の阻滞を引き 起こし，脹痛や刺痛などの症状が現れる. これら は噯気や失気により和らぐが，情志の不調は気滞 を悪化させる. 　膻中穴は気会穴で，上気海とも呼ばれ，気を内 外に通じさせ，気を調えて胸に広げる働きをもつ. 内関は三焦の気を調節し膻中との組み合わせで理 気の効能をもつ. 合谷は調気と行気の作用をもつ. 太衝は気機による気の流れを調節する. この２穴 の組み合わせにより，疏肝理気，調気和血の働き がある.
主編・杜元灝 『針灸処方学』 江蘇科学技術出版, 2004.	■ 大敦三陰理気法 『鍼灸聚英発揮』より 疝気の処方 ① 大敦 ② 三陰交 ③ 太衝 ④ 懸鍾	疏肝行気・散瘀通絡 　大敦は肝経の気血を調節して，下腹部の気の働 きを調え，瘀血を散らして絡脈を通す. 三陰交は 任脈の経気を調えて活血，行気により絡脈を通す. 太衝は疏肝理気，懸鍾は太衝を助ける.
主編・頼新生，倫新 『実用針灸処方学』 人民衛生出版社, 2004.	■ 温中行気方 ① 脾兪 ② 胃兪 ③ 中脘 ④ 天枢 ⑤ 足三里	温中健脾・行気止痛 　中脘は胃気を疏通させ，気を導いて痛みを止め る. 天枢は腹中の寒積を取り除いて中焦の気機を 促す. 脾兪と胃兪は補法や灸法で健脾や暖胃を行 う.

(7) 開鬱穴

部は古典文献

著者・書名等	処方穴	治療原則と方義
主編・李志道 『針灸処方学』 全国高等中医薬院校創新教材， 中国中医薬出版，2005.	■ 疏肝理気方 ① 期門 ② 太衝 ③ 陽陵泉 ④ 内関 ■ 加減方 脇痛に支溝と大包で疏理胸肋止痛， 乳癖（にゅうへき）に豊隆と膻中で化痰行気，寛胸散結を行う． 生理不順では三陰交，次髎，帰来，血海で衝任の2脈を調節し，気血を巡らせる． 乳汁分泌不全には少沢，膻中，乳根で寛胸の調気を促して，乳汁を分泌する．	疏肝・理気・開鬱 　期門は調肝活血による胸肋の流れを促す．太衝は疏肝，行気，開鬱の効能を備え，陽陵泉は肝胆の疏泄により経絡を通じさせ，気を調えて痛みを止める．内関寛胸理気による開鬱の効果あり．
主編・杜元灝 『針灸処方学』 江蘇科学技術出版，2004.	■ 膻中行気開鬱法 ① 膻中 ② 太白 ③ 太衝 ④ 膈兪 ⑤ 中脘 ⑥ 支溝 ■ 加減方 ① 気鬱偏重 期門，行間，合谷 ② 胆鬱偏重 豊隆，陰陵泉 ③ 血鬱偏重 内関，血海 ④ 食鬱偏重 腹結，内庭，璇璣，四縫 ⑤ 火鬱 行間，二間，内庭，外関，侠渓	行気化滞・解除鬱結 　膻中は寛胸理気により気機の鬱結を取り除く．太白は脾の働きを醒ませて滞りを解く．膻中と太白で気を整えて脾の運化を覚醒させ鬱を化す効果が期待できる．太衝は疏肝理気の働きを強め，膈兪は血会のため活血化瘀を促す．中脘は府気を伝導して食滞を解き，支溝は三焦の気の流れを促して気の循行を活発にさせる．
主編・頼新生，倫新 『実用針灸処方学』 人民衛生出版社，2004.	■ 期門疏肝方 ① 期門 ② 肝兪 ③ 内関 ④ 足三里 ⑤ 太衝 ■ 加減方 胸悶痛には膻中を加えて肝気の疏泄と条達を助ける． 腹痛には中脘を用いて脾の働きを促して胃を養い，生理不順には三陰交を用いて，通経活絡で腎を補って経絡を調節する．	疏肝解鬱・理気通絡 　期門，肝兪，太衝により疏肝理気，開鬱通絡の効能がある．内関は通経活絡を補って寛胸止痛を促し，足三里は脾胃を強くして木を抑えて土を助ける（抑木扶土）． 『鍼灸甲乙経』 肝脹者 肝兪主之 亦取太衝 『鍼灸大成』 女人漏下不止 太衝 三陰交

(8) 活血穴

　　　　　　　　　　　　　　　　　　　　　　　　　　　　　　　　部は古典文献

著者・書名等	処方穴	治療原則と方義
主編・李志道 『針灸処方学』 全国高等中医薬院校創新教材, 中国中医薬出版, 2005.	■ 活血化瘀 ① 膈兪 ② 血海 ③ 合谷 ■ 行気活血方 ① 膻中 ② 膈兪 ③ 合谷 ④ 太衝 ■ 加減方 ① 生理痛には血海と帰来を加えて活血により経絡の疏通を促す. ② 閉経に帰来と次髎を加えて経を通し活血する. ③ 胸痺による心痛には内関と巨闕を加えて寛胸理気による通脈と活血を行う. ④ 脇痛には期門と陽陵泉で肝経と胆経の経気（脈気）を疏泄する. ⑤ 痺証には曲池で祛風通絡による活血止痛を行う.	疏経通絡・活血化瘀 　血の循行は一般的に通暢をもって順とする. 血脈の阻害による瘀血は脈中に血の凝滞を生じさせて脈絡に瘀阻を生じさせる. 疏通経絡・行気活血 　血脈の運行はすべて気の推動作用による. 気が巡れば血も巡る. 気の停滞は血の流れを妨げて瘀血を形成する. また, 瘀血が気の流れを妨げる.
主編・杜元灝 『針灸処方学』 江蘇科学技術出版, 2004.	■ 絶骨補血方 ① 絶骨 ② 血海 ③ 腎兪 ④ 脾兪 ⑤ 足三里	補髄化血 　絶骨は「髄の会」である. 血は髄を養い髄は血を化生する. 髄と血は互生関係により成り立っている. 血海は血分で補法による健脾生血に用いる. 脾兪, 足三里は運化促進による水穀の精微の運搬を行い, 腎兪は腎精を補益する.
主編・頼新生, 倫新 『実用針灸処方学』 人民衛生出版社, 2004.	■ 活血通経止痛方 ① 曲池 ② 支溝 ③ 足三里 ④ 三陰交 ■ 加減法 ① 胸悶と脇痛には内関と太衝を用いて疏肝理気を行う. ② 血滞には地機, 血海を用いて瘀血の停滞を除く.	理気活血・通経止痛 　肝気鬱結, 衝任の気の衰えが血滞を生み閉経を生じる. 三陰交は肝の疏泄と脾の統血を促して瘀血を除き気血を巡らせて活血通経をさせ, 曲池と足三里で腸胃を調節して後天の精を補足する. 支溝は三焦の気機を促して経絡の疏通を保ち疏肝理気と活血通経による働きを維持する. 『針灸甲乙経』 「女子不下月水　照海主之」

(9) 清涼血穴

　　部は古典文献

著者・書名等	処方穴	治療原則と方義
主編・李志道 『針灸処方学』 全国高等中医薬院校創新教材， 中国中医薬出版，2005.	① 血海 ② 委中 ③ 曲沢 ④ 少衝 ⑤ 曲池 ■ 加減方 ① 月経先期には三陰交と地機で衝任を調節する．崩漏（不正子宮出血）には三陰交と隠白を加え衝脈を固めて止血． ② 熱毒が盛んとなり顔色が暗くなるものに八風と八邪を用いて熱を瀉して涼血させる． ③ 咳血には孔最と魚際を加える． ④ 衄血（鼻血）には合谷と上星を用いる．	瀉熱涼血・寧血安神 　血熱とは熱邪が血に入ったことをイメージする．または蔵府の熱が盛んとなった状態で熱が血分にある． 　そのために陰液や絡脈を傷り熱の象を現す．血海と委中は血の要穴で涼血させる．少衝と曲沢は血脈を主る心と繋がっているので，血分に熱が入ると涼血させる．曲池は陽明経で多気多血の経絡，大椎は手足三陽，督脈の会で清熱の効果がある． 『鍼灸甲乙経』 「委中主熱病侠脊痛」 「婦人漏下若血閉不通逆気脹血海主之」
主編・杜元灝 『針灸処方学』 江蘇科学技術出版，2004.	■ 大椎と阿是穴 ① 大椎 ② 曲池 ③ 合谷 ④ 委中	清熱涼血・解毒祛瘀 　丹毒は別名，天火，流火と呼ばれている皮膚疾患の一つである． 　本疾患の病位は血分にあり，大椎は督脈の陽脈の海，血分の陽熱を清瀉して涼血解毒を行う．さらに多気多血の陽明経にある曲池と合谷は陽明の熱による火毒を取り除くことができる．また，血郄の委中は急性の血分熱毒が重い者に有効とされる． 『備急千金要方』 「扁鵲日灸肝脾二輸主治丹毒」「扁鵲云灸心肺二輸主治丹毒」「扁鵲日灸肝肺二輸主治丹毒」
主編・頼新生，倫新 『実用針灸処方学』 人民衛生出版社，2004.	① 人中 ② 曲池 ③ 少衝 ④ 中衝 ⑤ 曲沢 ⑥ 委中 ■ 加減方 ① 皮膚の斑疹に血海を加える． ② 抽搐に後渓と陽陵泉を用いる．	清熱・涼血・安神 　熱邪が営分または血分に入って津液を消耗して陰を傷る．心は血を主り，血分に熱邪が入っているので，少陰の少衝と厥陰の中衝を使って心火を瀉して心神を安定させる．曲沢は厥陰の合穴，委中は血郄で血分の熱を清瀉する．曲池は清熱により気を通す． 『鍼灸甲乙経』 「心澹澹然善驚　身熱　煩心口乾　手清　逆気　嘔血時瘈善搖頭顔青汗出不過肩傷寒温病曲澤主之」 『備急千金要方巻之三十』 「曲池主寒熱渇」 「曲池主熱病煩心心悶先手臂身熱瘈瘲」

美容の弁証分類一覧表

【『黄帝内経』霊枢にみる体形】

『霊枢』に載る「脂」と「膏」を分類した．諸橋轍次『大漢和辞典』大修館書店を参考に改変

分　類	脂質型（あぶらぎった体格※）	肌肉質型	肥満型（こえている）
身体の特徴	身体が小さい，肌肉が堅い うつくしい（『字通』『大漢和辞典』）	身体が大きい	皮膚が弛緩している 腹の肌肉が垂れる
氣血の多少	血は清く気がなめらかで少ない	血が多い	陽気が盛ん
体　質	身体は大きくない	気質が穏やか	耐寒性がある

※『列子』湯問「膚色脂澤」『大漢和辞典』九巻，311頁．

【蔵象における体形の分類】

分　類	望　色	特　徴	脈　診	舌　色	苔　状
肝腎陰虚証	暗黒色	肌が乾燥，粗糙※	細	痩	少
脾胃虚弱証	蒼　白	曲線美の欠乏	沈　細	歯　痕	白
腎精不足証	髪が薄い	矮　小	沈　細	淡	薄　白
痰湿内阻証	ツヤが少ない	肥　満	濡　滑	淡　胖	膩・滑

※粗糙は「キメの粗さ」をいう．粗造は「粗末に作る」こと．『大漢和辞典』八巻，893頁．

【老け顔の分類】

分　類	望　色	特　徴	脈　診	舌　色	苔　状
腎精不足証	暗黒色	肌が粗糙	沈　細	淡	薄　白
脾気虚証	黄色でツヤがない	消痩か肥胖	緩　弱	淡	白
肝気鬱滞証	暗い	シミ，シワが多い	弦	瘀　斑	薄
肺気虚証	淡白色	肌が粗糙	虚　弱	淡　胖	白
心気虚証	淡白色，テカる	肌の乾燥	虚	淡	白

【シワの分類】

分　類	望　色	特　徴	脈　診	舌　色	苔　状
肝気鬱滞証	暗黒色	肌が乾燥，粗糙	弦	瘀　斑	薄　白
気血両虚証	蒼　白	肌が乾燥	虚　細	歯　痕	白　膩
腎精不足証	憔　悴	白髪で皺が粗い	沈　細	淡	薄　白

【ツヤがない皮膚の分類】

分　類	望　色	特　徴	脈　診	舌　色	苔　状
血虚風燥証	淡　白	肌が粗糙	細	淡	燥
脾肺気虚証	暗くて艶がない	肌が乾燥	虚　細	歯　痕	白　膩
腎精不足証	蒼　白	肌が粗糙で乾燥	沈　細	淡	薄　白

参考文献

1）日本美容皮膚科学会・監修：美容皮膚科学．南山堂，2005．
2）馬王堆出土文献訳注叢書編集委員会・編：五十二病方．東方書店，2007．
3）馬王堆出土文献訳注叢書編集委員会・編：老子．東方書店，2006．
4）オリエント臨床文献研究所・監修：経絡経穴書集成4，十四経発揮抄．オリエント出版社，1997．
5）黄龍祥・主編：針灸名著集成．華夏出版社，1996．
6）本間祥白：図解・十四経発揮．医道の日本社，1984．
7）王暁明，金原正幸，中澤寛元：経穴マップ．医歯薬出版，2004．
8）厳振国・主編，張碧英・他訳：全身経穴応用解剖図鑑．上海中医薬大学出版社，2006．
9）王財源：陶弘景の養生観における文献的検討．全日本鍼灸学会雑誌，57（5）：2007．
10）王財源：わかりやすい臨床中医臓腑学・第3版．医歯薬出版，2013
11）王財源：わかりやすい臨床中医診断学・第2版．医歯薬出版，2016．
12）許天兵，費蘭波・主編：針灸美容美形【大全】．科学技術文献出版社，2006．
13）陳可翼，李春生・主編：中国宮廷医学．中国青年出版社，2009．
14）劉里遠・編著：古典経絡学与現代経絡学．北京医大，中国協和医大聯合出版社，1997．
15）呉景東，劉寧・主編：21世紀高等医学院校教材，中医美容技術．科学出版社，2006．
16）景自中央図書館珍蔵善本：明，除春甫撰，古今医統大全．新文豊出版，民国64年．
17）李志道・主編：針灸処方学．中国中医薬出版社，2005．
18）頼新生，倫新・主編：実用針灸処方学．人民衛生出版社，2004．
19）杜元灝・主編：針灸処方学．江蘇科学技術出版社，2004．
20）陳元靚・撰：事林廣記．中華書局，1999．
21）陸寿康，胡伯虎，張挑発・編著：針刺手法一百種．中国医薬科技出版社，1988．
22）石井昌子：眞誥．明徳出版社，1991．
23）吉川忠夫・訳，麥谷邦夫・編：眞誥研究．京都大学人文科学研究所研究報告，2000．
24）蔡徳麟：東洋の智慧の光．鳳書院，2003．
25）王冰・注，林億等・校正，明顧従徳翻刻宋本縮影：黄帝内經素問．人民衛生出版社，1963．
26）佚名：新刊黄帝内經靈樞．中華再造善本，子部，金元編．北京図書館，2005．
27）石田秀実，白杉悦雄・監訳，現代語訳：黄帝内経．東洋学術出版社，2005．
28）安徽省「淮南子」研究会・編，李霞：淮南子的生命三要素論及対道家生命結構観的発展．黄山書社，2006．
29）教科書執筆小委員会，㈳東洋療法学校協会・編：新版東洋医学概論．医道の日本社，2015．
30）上海中医学院・編：針灸学．人民衛生出版社，1986．
31）天津中医学院，後藤学園・共同編集：針灸学（基礎編）．東洋学術出版社，1992．
32）王財源：わかりやすい臨床中医実践弁証トレーニング・第2版．医歯薬出版，2018．
33）李強：目でみる中国推拿基本手技テクニック．たにぐち書店，2008．
34）陳家旭：中医診断学．人民衛生出版社，2004．
35）増井孝洋：はじめての人物画レッスン帳．エムデイエヌコーポレーション，2004．
36）朝田康夫監修：美容皮膚科学事典．中央書院，2012．
37）張介賓：類経図翼．人民衛生出版社，1965．
38）影印文淵閣本：四庫全書．馬驪江出版社，1988．
39）王財源：美容と東洋医学．静風社，2017．
40）王財源編：鍼灸美容学．静風社，2016．
41）傳田光洋：第三の脳．朝日出版社，2012．
42）傳田光洋：皮膚は考える．岩波書店，2012．
43）藤田恒夫：入門人体解剖学．南江堂，2016．
44）汪宏：望診遵経．中国中医薬，2009．
45）家本誠一：霊枢訳注．医道の日本，2015．

索　引

＜一般索引＞

あ

アドレナリン	124
アミノ酸	114
噯気	67
噯腐	69
呃逆	69
足の厥陰肝経	84
足の少陰腎経	74
足の少陽経脈	53
足の少陽胆経	82
足の太陰脾経	66
足の太陽経脈	54
足の太陽膀胱経	76
足の陽明胃経	68
足の陽明経脈	53
足竅陰	57
足三里	57
汗	81
炙り灸法	106
按点口眼輪法	134
按法	89

い

胃経	61
痿軟	75
遺精	75
一重項酸素	114
一酸化窒素	126
一指禅推法	127
燻し灸法	106
疣	4
咽喉腫痛	63
員鍼	120
員利鍼	120
陰蹻脈	61
陰維脈	61
陰谷	57
陰陵泉	57
隠白	57

う

雲気紋	2

え

エラスチン	113
エリスロポエチン	126

お

衛気	114, 115
益気穴	140
液	52
炎上性	29
烟健華	118
鴛鴦眉	6
燕脂	4

お

悪寒発熱	63
王燾	11
王凱	122
王執中	138
王昭君	2
嘔逆	85
横紋刺	98
大ジワ	113
温中行気方	143
温陽穴	140

か

火邪	29
過酸化水素	114
顆粒層	111
回陽九鍼	106
回陽救逆法	140
疔	4
開竅醒神	106
開泄性	29
外因	23
外感病	22
外関	57
外柔内剛	50
艾条灸	42, 107
咳嗽	63
角弓反張	29
角層	111
郭志邃	122
刮	123
刮痧	115
刮痧法	119
刮法	91, 122
活血化瘀	145
活血通経止痛方	145
活性酸素	114
葛嶺	13

き

甘	67
肝は将軍の官	84
肝気鬱滞証	94, 96
肝経	61
肝腎陰虚証	95
肝蔵血	31
肝風内動	29
涵烟眉	6
乾布摩擦	124
寒邪	25
関衝	57
鹹	75
眼輪筋	58
藿香散	11

き

気	19, 49, 51, 52
気機不暢	50
気血両虚証	94
肌理	112
奇経八脈	61
基底層	111
喜	31
期門疏肝方	144
瘤	77
瘧疾	83
九鍼図	120
丘墟	57
許国楨	11
魚際	57
狂躁	29
恐	32
胸悶	63, 79
嬌臓	28
驚	33
行間	57
形相	5
凝滞性	25
曲泉	57
曲沢	57
玉女桃花粉	11
玉容散	11

く

グルココルチコイド	3
苦	71

索引

燻蒸 106

け

ケラチノサイト 111
形神合一 41
形体美 39
京骨 57
鶏足刺法 100
血 52
血痰 75
血尿 73
厥証 106
月経不順 75
月稜眉 6
見微知著 50
健脾養心安神方 142
健忘 71
元神の府 109
眩暈 85

こ

コラーゲン 113
コラーゲン線維 121
小ジワ 113
古代九鍼 119
胡文煥 6
五岳眉 6
五味 63
五労 35
口角下制筋 58
口角挙筋 58
口渇 65
口渇欲飲 71
口眼歪斜 69
甲骨文字 4
行気活血方 145
行気玉佩銘 18
行気穴 143
行気方 143
行痹 24
光緒帝 11
光明 57
抗酸化力 115
候気法 89
康熙帝 11
膏型 10
酵素 126
膠原線維 121

合谷 57
合谷刺法 100
根・溜・注・入 56
崑崙 57

さ

刺さない鍼 120
搓法 89
搓摩耳介法 133
焠 123
催気法 89
三焦 49
三焦は決瀆の官 80
三焦経 61
三審美 39
三峰眉 6
酸 85
酸化ストレス説 9
鑱鍼 120

し

支溝 57
支正 57
司外揣内 50
至陰 57
刺 123
思 32
脂型 10
紫外線 45
歯痛 65,69
自汗 63
自律神経 123
耳鳴 83
痔 77
滋陰穴 141
滋陰潤肺法 141
滋養腎陰法 141
慈禧太后加減玉容散 11
七白膏 11
湿邪 26
斜紋刺 98
尺沢 57
守気法 91
朱砂紅丸子 11
受盛の官 73
収引性 25
皺眉筋 58
十五別絡 61

十二経筋 61
十二経別 61
十二経脈 61
十二皮部 47,61
十眉図 6
重濁性 26
縦紋刺 99
順治帝 11
循法 89
暑邪 27
徐震 6
除面上黒斑 11
小山眉 6
小腸経 61
小調神方 142
小便不利 81
少海 57,57
少血多気 62,66,70,74,80,82
少商 57
少衝 57
少沢 57
少府 57
笑不休 79
商陽 57
衝脈 61
衝陽 57
鍾乳粉散 11
上眼瞼挙筋 58
心は神明を主る 70
心気虚証 96
心悸 71
心経 61
心術 5
心蔵脈 31
心煩 67,75,79
心包経 61
心包絡 79
辛 63
身体的 30
神 19
神門 57
津 52
津液 64
真皮 111
箴 49
審美六鍼 120
鍼灸 3
鍼灸美容 40

鍼灸美容学····················3
人迎····························57
腎は作強の官················74
腎経····························61
腎精不足証············94, 95, 96
腎蔵精··························31
梔子丸··························11
蠎首蛾眉························6

す

スーパーオキシドラジカル······114
ストレス························45
スピリチュアリティ··········30
頭痛····························77
垂珠眉····························6

せ

セラミド······················114
セロトニン··················46, 58
世界保健機関··················30
西施····························2
西太后··························11
精··························19, 52
精神的··························30
精神美··························39
精錬化気························19
赤血球························126
泄瀉····························65
接触鍼························124
絶骨補血方····················145
疝気····························85
宣統帝··························11
洗面去瘢癒····················11
戦国時代······················118
線刮··························121
線刮術························128
譫語····························29
癬····························4
顫法····························90
前頭筋··························58
喘····························75
喘逆····························63

そ

粗糙····························94
疏肝理気方····················144
双手纏推顳法················130
相剋関係························53

相生関係························53
燥邪····························28
糟粕····························64
象嵌····························2
蔵象学説························28
蔵躁··························106
蔵府····························61
孫思邈··························11
孫絡····························61
腠理····························62

た

ターンオーバー··············112
多血少気··············72, 76, 78
多血少気の経絡················84
多血多気··················64, 68
大敦····························57
大秦九湯························24
大真紅玉膏······················11
大腸経··························61
大調神方······················142
大椎燻蒸法····················109
大都····························57
大敦三陰理気法················143
大陵····························57
太淵····························57
太極図··························13
太渓····························57
太渓滋腎法····················142
太衝····························57
太白····························57
帯脈····························61
第52回WHO総会··············30
卓文君··························2
脱肛····························65
癖····························4
丹田思想························19
胆経····························61
単手纏推顳法················130
痰飲····························36
痰湿内阻証····················95
弾法····························90
膻中行気開鬱法··············144

ち

知常達変························50
着痹····························27
中国伝統医学····················2

中国武術························48
中衝····························57
中胚葉組織····················121
長岱年························118
張義堂························118
張景岳··························10
腸鳴····························73
縮緬皺························113
沈金鰲························123
陳元靚··························11

つ

痛痹····························25
不通則痛························25

て

テロメア説······················9
手の厥陰心包経················78
手の少陰心経··················70
手の少陽経脈··················55
手の少陽三焦経················80
手の太陰肺経··················62
手の太陽経脈··················55
手の太陽小腸経················72
手の陽明経脈··················54
手の陽明大腸経················64
低侵襲刺激····················123
鉄汁····························6
鉄落····························6
天窓····························57
天柱····························57
天然保湿成分··················114
天牖····························57
天容····························57
点刮··························121
点刮術··················127, 128
点刺眉筋法····················128
添法····························92
癲証··························106
電磁波························114
鍉鍼··················118, 120

と

弩法····························92
怒····························31
倒暈眉····························6
倒法····························92
透肌五香圓······················11

索引

陶弘景 ······················· 51
董妃 ························· 2
搗法 ························· 90
動法 ························· 90
督脈 ························· 61
呑酸 ························· 69

な

内傷病 ······················· 22
難聴 ···················· 73, 81, 83

に

肉型 ························· 10
乳酸ナトリウム塩 ··············· 114
乳癬 ························ 144
尿素 ························ 114
任脈 ························· 61

ね

熱邪 ························· 27
粘滞性 ······················· 26
然谷 ························· 57

の

脳下垂体 ······················· 3

は

肺は相傳の官 ··················· 62
肺陰法 ······················ 141
肺気虚証 ······················ 96
肺経 ························· 61
肺蔵気 ······················· 31
擺法 ························· 91
白膩苔 ······················· 27
帛画 ························· 2
帛書 ························· 2
疥 ·························· 4
鼻血 ························· 77
煩躁 ························· 79

ひ

ヒドロキシラジカル ············· 114
ピロリドンカルボン酸 ··········· 114
皮下 ························ 111
皮丘 ························ 112
皮溝 ························ 112
皮脂膜 ······················ 114
皮表脂質膜 ··················· 114

妃子 ························· 3
妃嬪 ························· 3
飛法 ························· 90
飛揚 ························· 57
脾は倉稟の官 ··················· 66
脾胃虚弱証 ··················· 95
脾気虚証 ····················· 96
脾経 ························· 61
脾蔵営 ······················· 31
美顔 ························· 8
美顔術 ······················· 38
美形 ························· 8
美女 ························· 8
美色 ························· 8
美人 ························· 8
美婦人 ···················· 5, 14
美貌 ························· 8
鼻衄 ························· 69
鼻閉 ························· 65
疳 ·························· 4
泌別清濁 ····················· 72
表情ジワ ···················· 113
表情筋 ······················· 58
表皮 ························ 111
嫦娥 ························· 3
「美」意識 ····················· 3
鈹鍼 ······················· 120

ふ

ファシア ····················· 121
フィラグリン ················· 114
不老長生 ······················· 3
扶突 ························· 57
浮腫 ························· 75
浮絡 ························· 61
風邪 ························· 24
副腎皮質 ······················· 3
副腎皮質刺激ホルモン ············· 3
払雲眉 ························ 6
分梢眉 ························ 6
分抹面庭法 ··················· 135

へ

ヘモグロビン ················· 125
閉証 ······················· 106
壁画 ························· 9
偏歴 ························· 57
便秘 ························· 65

砭石 ························ 119

ほ

ポリフェノール ··············· 115
ほうれい線 ···················· 3
放法 ························ 122
豊隆 ························· 57
鋒鍼 ························ 120
望色 ························· 42
膀胱経 ······················· 61
墨家 ························ 118

ま

馬王堆漢墓 ····················· 2
馬継興 ······················ 119

み

脈気温陽法 ··················· 110

め

めまい ······················· 83
免疫 ···················· 112, 123
免疫機能 ···················· 115
面癱 ························· 24
面刮 ························ 121
面薬方 ······················· 11

も

木蘭膏方 ······················· 11
目黄 ························· 71

や

ヤーコプ・ブルクハルト ············ 3
薬法 ························ 122

ゆ

唯物主義 ···················· 118
有棘層 ······················ 111
疣贅 ························· 2
湧泉 ························· 57
湧泉燻蒸法 ··················· 107
遊走性 ······················· 24
憂悲 ························· 32

よ

容姿 ························· 8
容状 ························· 8
容貌 ························· 8

容貌美 ……………………… 39	ランガーライン ……………… 121	**ろ**
陽蹻脈 …………………… 61	絡刺 ……………………… 119	労宮 ……………………… 57
陽萎 ……………………… 75	**り**	**欧　文**
陽維脈 …………………… 61	六淫 ……………… 16, 23, 43	DNA ……………………… 9
陽気 …………………… 115	六気 ……………………… 23	HIF-1 …………………… 126
陽渓 ……………………… 57	六藝 ………………………… 4	mental ………………… 30
陽谷 ……………………… 57	劉安 ……………………… 12	NMF …………………… 114
陽池 ……………………… 57	輪状筋 …………………… 58	NO ……………………… 126
陽輔 ……………………… 57	癃閉 ……………………… 77	physical ……………… 30
揺法 ……………………… 89	**れ**	spirituality …………… 30
楊貴妃 ……………………… 2	裂紋刺 …………………… 99	UVA ………………… 45, 114
養陰除煩安神方 ………… 143	練気化神 ………………… 19	UVB ………………… 45, 114
養血穴 ………………… 141	練神還虚 ………………… 19	
養心安神方 …………… 142	練丹術 …………………… 19	
ら	厲兌 ……………………… 57	
ラミニン ……………… 111		

索引

＜古典文献＞

い

医心方‥‥‥‥‥‥‥‥‥‥‥6
医宗金鑑‥‥‥‥‥‥‥‥‥11
医門法律・望色論‥‥‥‥42

え

淮南子‥‥‥‥‥‥‥‥‥‥12
淮南子・原道訓‥‥‥‥‥12
越絶書‥‥‥‥‥‥‥‥‥‥14
易経‥‥‥‥‥‥‥‥‥‥‥50

か

漢書‥‥‥‥‥‥‥‥‥‥‥14
漢書・藝文志‥‥‥‥49,139
漢和大辞典‥‥‥‥‥‥‥18

き

宮楽図‥‥‥‥‥‥‥‥‥‥9
金鍼梅花鈔‥‥‥‥‥‥‥90

け

外台秘要‥‥‥‥‥‥‥‥11
藝文類聚‥‥‥‥‥‥‥‥‥5

こ

五十二病方‥‥‥‥‥‥‥‥2
後漢書‥‥‥‥‥‥‥‥‥‥14
御薬院方‥‥‥‥‥‥‥‥11
甲骨文字辞典‥‥‥‥‥‥8
広辞苑第六版‥‥‥‥‥‥18
香薷潤色‥‥‥‥‥‥‥‥‥6
黄帝内経・太素‥‥‥‥‥89

さ

左伝‥‥‥‥‥‥‥‥‥‥‥14
三因極一病証論・陳言‥‥21
痧症全書‥‥‥‥‥‥‥‥122
痧症彙要‥‥‥‥‥‥‥‥123
痧脹玉衡‥‥‥‥‥‥‥‥120
痧脹源流‥‥‥‥‥‥‥‥123

し

史記‥‥‥‥‥‥‥‥‥‥‥14
詩経‥‥‥‥‥‥‥‥‥‥‥5
詩経・衛風‥‥‥‥‥‥‥‥6
事林廣記‥‥‥‥‥‥‥‥11

寿養叢書‥‥‥‥‥‥‥‥6
荀子・非相編第五‥‥‥‥‥5
神応経‥‥‥‥‥‥‥‥‥‥90
神農本草経‥‥‥‥‥‥‥11
針灸甲乙経‥‥‥‥‥‥‥145
針灸資生経‥‥‥‥‥‥‥138
針灸資生経・第三‥‥‥‥140
針灸逢源‥‥‥‥‥‥‥‥140
真誥・運題象篇‥‥‥‥‥51
清朝宮廷秘方‥‥‥‥‥‥11
新撰漢和辞典‥‥‥‥‥‥18
鍼灸聚英発揮‥‥‥‥‥143
簪花仕女図‥‥‥‥‥‥‥9

せ

説苑‥‥‥‥‥‥‥‥‥‥‥14
説文解字注‥‥‥‥‥‥‥‥8
山海経・美人色‥‥‥‥‥‥2
千金翼方‥‥‥‥‥‥‥‥11

そ

素問
・挙痛論篇‥‥‥‥‥‥‥34
・玉機真蔵論‥‥‥‥‥‥69
・血気形志篇‥‥‥‥45,56
・五蔵生成篇‥‥‥‥43,63
・太陰陽明論‥‥‥‥‥‥26
・調経論‥‥‥‥‥16,45,96
・皮部論‥‥‥‥‥‥‥‥47
・瘧論‥‥‥‥‥‥‥‥‥26
・風論篇‥‥‥‥‥‥‥‥24
素問集注‥‥‥‥‥‥‥‥67
楚辞‥‥‥‥‥‥‥‥‥‥‥14
荘子‥‥‥‥‥‥‥‥‥‥‥14

た

大辞林‥‥‥‥‥‥‥‥‥‥18
檀几叢書・美人譜‥‥‥‥‥6

ち

注穴痧症験法‥‥‥‥‥‥122
張氏類経図翼‥‥‥‥‥‥17

て

天工開物‥‥‥‥‥‥‥‥11

と

搗練図‥‥‥‥‥‥‥‥‥‥9
道徳経‥‥‥‥‥‥‥‥‥‥12
銅人腧穴針灸図経‥‥‥140

な

難経・七十八難‥‥‥‥‥92

ひ

脾胃論‥‥‥‥‥‥‥‥‥140

め

明鏡‥‥‥‥‥‥‥‥‥‥‥18

ら

礼記集説‥‥‥‥‥‥‥‥22

り

臨床指南医案‥‥‥‥‥‥30

る

類経図翼‥‥‥‥‥‥‥‥17

れ

霊枢
・陰陽二十五人篇‥‥9,52,95
・衛気失常篇‥‥‥10,38,47
・逆順篇第五十五‥‥‥‥89
・九鍼十二原篇‥‥‥‥120
・九針論篇‥‥‥‥‥35,45
・血絡論篇‥‥‥‥‥‥‥18
・五癃津液別‥‥‥‥‥‥49
・五色篇‥‥‥‥‥‥‥‥42
・根結篇‥‥‥‥‥‥‥‥56
・脈論篇‥‥‥‥‥‥‥‥79
・天年篇‥‥‥‥‥‥‥‥10
・百病始生篇‥‥‥‥‥‥16
・本蔵篇‥‥‥‥‥47,65,77
列女傳‥‥‥‥‥‥‥‥‥14

ろ

老子‥‥‥‥‥‥‥‥‥‥‥14

【著者略歴】
王　財源（おう　ざいげん）
1979年　大阪医科大学麻酔学教室　初代教授　故・兵頭正義氏に師事
1981年　明治鍼灸柔道整復専門学校卒業（現　明治東洋医学院）
2003年　関西鍼灸大学　講師
2007年　関西医療大学講師，佛教大学大学院修士課程修了（中国文学）
2014年　大阪府立大学大学院博士課程修了　博士（人間科学）
2015年　関西医療大学　大学院・保健医療学部　教授　～
2019年　同大学　附属図書館　館長

〔所属学会〕
1980年　全日本鍼灸学会
1985年　日本東洋医学会
1992年　日本良導絡自律神経学会
2011年　日本中医学会

〔主な著書〕
「わかりやすい臨床中医実践弁証トレーニング」医歯薬出版
「わかりやすい臨床中医診断学」医歯薬出版
「わかりやすい臨床中医臓腑学」医歯薬出版
「目でみる入門臨床中医診断学」医歯薬出版
「美容と東洋医学」静風社
〔分担執筆〕
「鍼灸美容学」静風社
「疾患別治療大百科・シリーズ5．耳鼻咽喉疾患」，「シリーズ6．アレルギー性疾患」
　医道の日本社
「国際統合医療元年」日本医療企画
「特殊鍼灸テキスト」医歯薬出版
「痛みのマネジメント」医歯薬出版
「健康美容鍼灸」BAB JAPAN
「図解・鍼灸療法技術ガイド」文光堂
〔分担邦訳〕
「中国刺絡療法」東洋学術出版社　ほか

実践 鍼灸美容学　第2版　　ISBN978-4-263-24084-7

2010年6月10日　第1版第1刷発行（中医学に基づく実践美容鍼灸）
2019年8月5日　第2版第1刷発行（改題）

著者　王　　財　源
発行者　白　石　泰　夫
発行所　医歯薬出版株式会社

〒113-8612　東京都文京区本駒込1-7-10
TEL．(03)5395-7641(編集)・7616(販売)
FAX．(03)5395-7624(編集)・8563(販売)
https://www.ishiyaku.co.jp/
郵便振替番号　00190-5-13816

乱丁，落丁の際はお取り替えいたします　　印刷・教文堂／製本・明光社
© Ishiyaku Publishers, Inc., 2010, 2019. Printed in Japan

本書の複製権・翻訳権・翻案権・上映権・譲渡権・貸与権・公衆送信権（送信可能化権を含む）・口述権は，医歯薬出版㈱が保有します．
本書を無断で複製する行為（コピー，スキャン，デジタルデータ化など）は，「私的使用のための複製」などの著作権法上の限られた例外を除き禁じられています．また私的使用に該当する場合であっても，請負業者等の第三者に依頼し上記の行為を行うことは違法となります．

JCOPY ＜出版者著作権管理機構　委託出版物＞
本書をコピーやスキャン等により複製される場合は，そのつど事前に出版者著作権管理機構（電話 03-5244-5088，FAX 03-5244-5089，e-mail：info@jcopy.or.jp）の許諾を得てください．

◆王 財源著　好評図書のご案内◆

わかりやすい 臨床中医診断学 第2版

●B5判　234頁　定価（本体6,400円+税）　ISBN978-4-263-24069-4

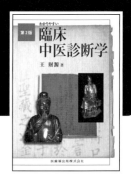

●今改訂では新たに「弁証学」（第四章）を加え，巻末に「ピラミッド弁証法」と専用の弁証シートを追加するなど，初心者でも実際の診断ができるようバージョンアップ．

入門 目でみる 臨床中医診断学

●A4判　184頁　定価（本体3,500円+税）　ISBN978-4-263-24241-4

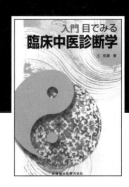

●中医学の初歩を学ぶために必要な知識を，懇切な図表を収載して解説した入門書．とりわけ望診，聞診，問診，切診の四診により病態を鑑別し，弁証を行うために欠かせない基礎理論とそのポイントを明示し，懇切に解説している．

わかりやすい 臨床中医実践弁証トレーニング 第2版

●B5判　352頁　定価（本体5,000+税）　ISBN978-4-263-24078-6

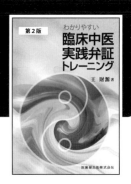

●全国の鍼灸師養成施設で使用されている「東洋療法学校協会編の教科書」をベースに，症例をもとに弁証の組立方法，弁証のポイントを解説した好評書の改訂版．

わかりやすい 臨床中医臓腑学 第3版

●B5判　288頁　定価（本体4,200円+税）　ISBN978-4-263-24288-9

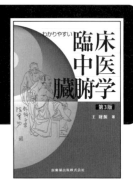

●今改訂では初学者の習熟度をさらに深めるため，多くのイラストやチャート図を大幅増．中医学・東洋医学的な感性が高められる解説書と好評の本書がさらにバージョンアップ．

医歯薬出版株式会社　〒113-8612 東京都文京区本駒込1-7-10　TEL03-5395-7610　FAX03-5395-7611　https://www.ishiyaku.co.jp/